AF462592

RECHERCHES EXPÉRIMENTALES

SUR

LA RAGE

ET SUR

SON TRAITEMENT

PAR

Paul GIBIER

Docteur en médecine de la Faculté de Paris,
Ancien interne en médecine et en chirurgie des hôpitaux de Paris,
Aide-naturaliste près la chaire de Pathologie comparée
au Muséum d'histoire naturelle.

AVEC UNE PRÉFACE

DE M. H. BOULEY
(de l'Institut).

PARIS
ASSELIN ET HOUZEAU
LIBRAIRES DE LA FACULTÉ DE MÉDECINE
PLACE DE L'ÉCOLE-DE-MÉDECINE

1884

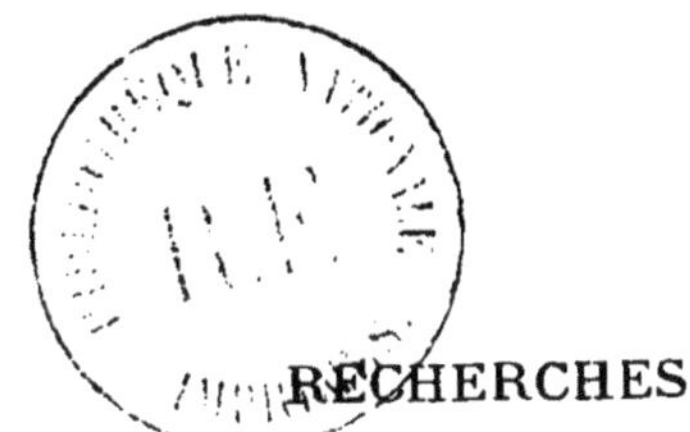

RECHERCHES EXPÉRIMENTALES

SUR LA RAGE

ET

SUR SON TRAITEMENT

DU MÊME AUTEUR

Note sur un cas de persistance du trou de Botal (orifice interauriculaire) chez un homme de 70 ans, ne s'étant manifesté pendant la vie par aucun signe fonctionnel. *Bullet. de la Soc. anat.* et *Union méd.*, 1880.

Note sur un cas de tuberculose testiculaire. *Soc. anat.*, 1880.

Note sur un cas de kyste ovarique ayant présenté pendant la vie les symptômes physiques de l'ascite par adhérence à la paroi antérieure de l'abdomen. *Soc. anat.* 1881.

Du siège insolite des ulcères syphilitiques primitifs. *Un. méd.*, 1881.

Des accidents secondaires tardifs de la syphilis. *Bull. soc. cliniq.*, 1881.

Des blessures du poumon par fracture de la clavicule. Observation du troisième cas connu dans la science. *Bull. soc. cliniq.*, 1881.

De l'excision des chancres syphilitiques au début. Communication à la Société clinique de deux cas propres à l'auteur. *Un. méd.*, 1881.

Des causes et du traitement de la fièvre typhoïde. *Feuilleton scientifique de la « République française »* 1881.

Mémoire sur les accidents nerveux produits par la foudre, et en particulier sur un cas remarquable de monoplégie brachiale intermittente se reproduisant seulement au moment d'un orage. *Soc. de biologie* et *Revue médicale*, 1881.

De la nature parasitaire des taches ardoisées dans la fièvre typhoïde. *Soc. de biologie*, 1881.

Note sur un cas de tumeur cérébrale chez le cheval; en collaboration avec M. le Dr Paul Bouley. *Soc. anat.*, 1881.

Trois présentations à la *Société anatomique* de pièces pathologiques démontrant que les lésions du cœur droit sont plus fréquentes qu'on l'admet généralement. 1881.

La bactérie du pemphigus. Recherches sur l'étiologie de la fièvre pemphigoïde (pemphigus aigu, fièvre bulleuse), démontrant que cette affection est produite par un organisme microscopique. *Soc. de biologie*, *Annales de dermatologie* et *Recueil de méd. vétérinaire*, 1881.

Études expérimentales sur la genèse et la nature du typhus abdominal (fièvre typhoïde). Traduit de l'italien d'après un travail du professeur Tizzoni de Catane (Sicile). *Journ. des Connaiss. méd.* de Cornil, 1881.

Note sur un cas de kyste dermoïde de la face palmaire d'un doigt. *Soc. anat.*, 1881.

Note pour servir à l'étude de la rage. *Un. méd. et Recueil de méd. vétérin.*, 1881.

De l'entéroclysme. Recherches expérimentales démontrant qu'il est dangereux de chercher à franchir la valvule iléo-cæcale au moyen d'injections forcées. *Un. méd.*, 1881.

De la possibilité de faire contracter le charbon aux animaux à sang froid en élevant leur température. Preuves expérimentales. Présentation de préparations histologiques démonstratives. *Acad. des sc.* et *Soc. de biolologie*, 1882.

De l'action des basses températures sur la vitalité des trichines contenues dans les viandes; en collaboration avec M. H. Bouley, de l'Institut. *Acad. des sc.*, et *Soc. de Biologie*, 1882.

Les découvertes récentes sur les êtres microscopiques et leur application à l'agriculture. Conférence faite à Châteauroux (*Ligue française de l'enseignement*), le 14 avril 1883.

Note sur un appareil destiné à produire de basses températures pouvant être réglées à volonté. *Acad. des sc.* et *Soc. de biol.*, 1883.

Recherches sur la rage, spécialement sur : 1° le mode d'inoculation de la rage ; 2° l'hérédité maternelle de cette maladie ; 3° la valeur des corps étrangers de l'estomac : 4° l'atténuation du virus rabique ; 5° le microbe de la rage. *Acad. des sc.*, 1883.

Recherches sur la rage. Expériences sur son traitement par l'ail et la pilocarpine. *Acad. des sc.*, 1883.

Sur un cas de kyste hydatique occupant tout le poumon gauche ; en collaboration avec M. le professeur Cornil. *Soc. anat. et Journ. des Connaissances Médic.*, 1883.

Recherches expérimentales sur la rage. Sous l'action du froid, le virus rabique peut se conserver pendant plus d'un mois. *Soc. de biologie*, 23 février 1884.

Recherches expérimentales sur la rage des oiseaux. 1° Les oiseaux contractent la rage ; 2° ils guérissent spontanément. *Acad. des sc.*, *Soc. de biologie*, 1884.

Recherches expérimentales sur la rage Communication à la *Société de biologie*, 19 juin 1884.

Étude sur le choléra. — Rapport à M. le Ministre de l'Intérieur, sur l'épidemie de choléra dans l'arrondissement de Brignoles (Var), 1884. Broch. in-8°, 32 pages. Asselin et Houzeau, édit.

Nombreux articles critiques et traductions de travaux italiens et allemands. *In Union medicale*, *Journal des Connaissances médicales* de Cornil, *Recueil de médecine vétérinaire*. *Annales de dermatologie et de syphiligraphie* depuis 1880.

RECHERCHES EXPÉRIMENTALES

SUR

LA RAGE

ET SUR

SON TRAITEMENT

PAR

Paul GIBIER

Docteur en médecine de la Faculté de Paris,
Ancien interne en médecine et en chirurgie des hôpitaux de Paris,
Aide-naturaliste près la chaire de Pathologie comparée
au Muséum d'histoire naturelle.

AVEC UNE PRÉFACE

DE M. H. BOULEY

(de l'Institut).

PARIS
ASSELIN ET HOUZEAU
LIBRAIRES DE LA FACULTÉ DE MÉDECINE
PLACE DE L'ÉCOLE-DE-MÉDECINE

1884

A M. H. BOULEY

Membre de l'Institut,
Professeur de pathologie comparée au Muséum d'histoire naturelle.

A M. V. CORNIL

Membre de l'Académie de médecine,
Professeur d'anatomie pathologique à la Faculté de médecine de Paris.

A M. P. BERT

Membre de l'Institut,
Professeur de physiologie à la Faculté des sciences,
Député.

PRÉFACE

PAR

M. H. BOULEY

La thèse que M. Paul Gibier publie aujourd'hui sous forme de mémoire a été soutenue par lui avec une grande distinction devant la Faculté de médecine, et lui a valu, de la part de ses juges, de grands éloges qui se sont traduits par un vote d'*extrême satisfaction*.

Cette thèse est, en effet, remarquable par la longue série des recherches expérimentales dont elle rend compte et par l'importance considérable d'un certain nombre des résultats que ces recherches ont donnés. Elle apporte un nouveau témoignage de la fécondité de la méthode expérimentale et de la puissance des ressources que la médecine peut y puiser pour l'éclaircissement de ses propres problèmes. Avant que M. Pasteur eût fait de la rage l'objet de ses investigations, que savait-on de sa nature et de son siège? Rien de précis, rien qui fût rigoureusement démontré et pût être accepté comme une certitude. Aujourd'hui, grâce à l'application de la méthode, ce double problème est résolu.

Marchant dans les voies nouvelles ouvertes par M. Pasteur, M. Paul Gibier a le mérite d'avoir fait, cependant, une œuvre qui est bien sienne par la nouveauté d'un groupe important des faits qu'il a déterminés ; c'est une œuvre toute personnelle pour laquelle M. Paul Gibier a bien mérité de la médecine expérimentale dont il est un des plus fervents adeptes.

H. BOULEY,

Membre de l'Institut,
Professeur de Pathologie comparée
au Muséum d'histoire naturelle.

RECHERCHES EXPÉRIMENTALES

SUR

LA RAGE

ET

SUR SON TRAITEMENT

AVANT-PROPOS

Étudier les maladies, en chercher expérimentalement le remède, tel a été l'objectif que nous avons toujours eu en vue.

Pendant notre internat dans les hôpitaux de Paris, nous aurions pu facilement trouver un sujet clinique sur lequel nous aurions écrit une thèse. N'écoutant que nos tendances naturelles, nous avons préféré prendre pour sujet un point de pathologie expérimentale et comparée que nous avons plus spécialement étudié.

Nous étions du reste bien placé pour nous livrer à cette étude :

Aide-naturaliste à la chaire de pathologie comparée du Muséum depuis trois ans, nous avons puisé dans l'enseignement de l'éminent titulaire de la chaire, notre cher maître le professeur Bouley, un enthousiasme contagieux pour les nouvelles méthodes, en même temps que nous trouvions dans l'homme dont nous avons l'honneur d'être le lieutenant, une bienveillance inépuisable et un appui clairvoyant dans les conseils de chaque jour.

Cette situation favorisée explique comment nous avons choisi un sujet de médecine expérimentale plutôt qu'une étude clinique. Non pas que nous ne trouvions très intéressant ce dernier genre de recherche, mais nous nous sentions plus tenté par le genre précédent — c'est une question de tempérament.

Si l'observation attend l'occasion, l'expérience la fait souvent naître. Aucun des deux procédés d'investigation n'est négligeable.

L'homme est trop faible, trop petit (tout grand qu'il est) et les causes de sa ruine sont trop nombreuses et trop formidables pour qu'il ait le droit de négliger aucun des moyens dont il peut disposer pour lutter contre les fléaux qui l'assaillent.

Il est indispensable que l'union des aptitudes se fasse pour que la plus grande somme de progrès soit accomplie dans un temps donné. C'est le principe de la division du travail.

Dans l'expérimentation comme, du reste, dans la clinique, le travailleur a souvent à surmonter de grands dangers, et ce qui est peut-être plus pénible, de grandes répugnances.

Il est souvent nécessaire de se souvenir du but visé pour ne pas se laisser décourager au début du labeur. Et puis n'avons-nous pas l'exemple que nous ont laissé les aïeux dans la science ? Quand une tâche pénible se présente à remplir, ne pouvons-nous pas nous réconforter par le souvenir de ces nobles paroles de Lavoisier :

« L'utilité publique et l'intérêt de l'humanité ennoblissent le travail le plus rebutant, et ne laissent voir aux hommes éclairés que le zèle avec lequel il a fallu surmonter le dégoût et les obstacles. » (C. r. de l'Ac. des sc.)

RECHERCHES EXPÉRIMENTALES

SUR

LA RAGE DES MAMMIFÈRES ET DES OISEAUX.

Notre intention n'est pas de faire l'historique de la rage : il est écrit partout. Notre but est de faire connaître ce que nous ont revélé nos propres expériences.

Cependant nous ne pouvons, sans manquer à la justice, nous dispenser de dire quelques mots des principales recherches relatives à cette maladie et de leurs auteurs.

De nombreuses tentatives ont été faites pour trouver le remède spécifique par des médecins, des vétérinaires et des empiriques ; nous ne nous y arrêterons pas. Nous ne parlerons pas non plus des inoculations multipliées faites avec différents liquides provenant d'animaux rabiques d'espèces également différentes et dont les résultats ont été souvent contradictoires. Toutes ces recherches sont longuement et savamment exposées dans différents travaux sur la matière et en particulier dans les articles du Dictionnaire encyclopédique dus à la plume élégante de mon cher maître le professeur Bouley, pour la partie traitant de la rage animale, et au professeur Brouardel pour la rage humaine. Mon savant collègue Doléris vient également d'exposer les faits les plus récents dans le Nouveau Dictionnaire de médecine et de chirurgie pratiques.

On peut dire que l'étude de la rage est entrée dans une voie nouvelle depuis les travaux de M. Pasteur (1), dont l'un des

(1) Au nom de M. Pasteur, dans ses recherches sur la rage, on doit unir ceux de MM. Chamberland, Roux et Thuillier, cités à titre de collaborateurs dans les communications de M. Pasteur à l'Académie des sciences. Il est bien entendu que lorsque nous parlerons de M. Pasteur, le nom de ses collaborateurs sera implicitement associé au sien.

principaux titres, en l'espèce, est d'avoir montré que la virulence siège constamment dans le bulbe et que la rage peut être transmise à coup sûr et dans des délais presque invariables par l'inoculation de la matière cérébrale diluée, sur la surface même du cerveau. Nous ne parlerons pas des recherches récentes sur l'atténuation du virus rabique, par le même auteur, cette partie de la question étant encore à l'étude.

Un médecin distingué, M. le Dr Duboué (de Pau), a émis cette hypothèse que la virulence siège uniquement dans le système nerveux et que l'inoculation une fois faite la propagation de la virulence se fait par les cordons nerveux jusqu'à la moelle et le bulbe.

M. Duboué s'est-il inspiré d'une expérience fameuse, faite par Rossi (de Turin), à la fin du dernier siècle, dans laquelle on voit la rage transmise par l'insertion sous-cutanée d'un tronçon du nerf crural excisé sur un chat enragé? Rossi, ainsi que le prouvent ses travaux (1), considère le système nerveux comme étant le siège de la rage.

En présence du langage si fermement convaincu de M. Duboué, il est permis de regretter que cet auteur n'ait pas cru devoir aller jusqu'au bout et, appuyant sa théorie par l'expérimentation, qu'il n'ait pas été chercher le principe virulent là où, avec une sagacité d'intuition qui fait honneur à son esprit, il affirmait qu'il existe.

Du reste, en 1869, Marchal (de Calvi) (2), dans un mémoire intitulé « *Sur le siège anatomique et le traitement de la rage* », avait été conduit par une interprétation physiologique très remarquable des symptômes de la rage à fixer le siège de cette maladie dans le bulbe rachidien.

M. Pasteur, armé de la méthode expérimentale, a démontré que la virulence de la rage existe toujours dans le système

(1) V. Boll. delle Acad. delle scienz. di Torino, 1792-1800.
(2) *Tribune médicale*, 1869.

nerveux central où se développe principalement l'agent vivant de la maladie.

Lorsque l'illustre savant fit part au monde scientifique de ses premières découvertes sur la rage, nous nous préparions par l'étude aux recherches qui font l'objet de ce travail. Nous ne nous laissâmes pas décourager par le fait que la question se trouvait en si puissantes mains et nous pensâmes que, si belle que fût la moisson, il resterait encore à glaner.

Avant d'entrer dans notre sujet, nous demanderons qu'on veuille bien remarquer la suite dans laquelle nos travaux sur les maladies virulentes se sont succédé.

Après avoir fait des études réfléchies pendant deux années sur les maladies infectieuses de nature vénérienne, et sur les affections à déterminations cutanées, nous avons publié en 1881 (1) un travail où il est démontré que la fièvre pemphigoïde de l'homme ou pemphigus aigu est due à un parasite de l'ordre des microcoques.

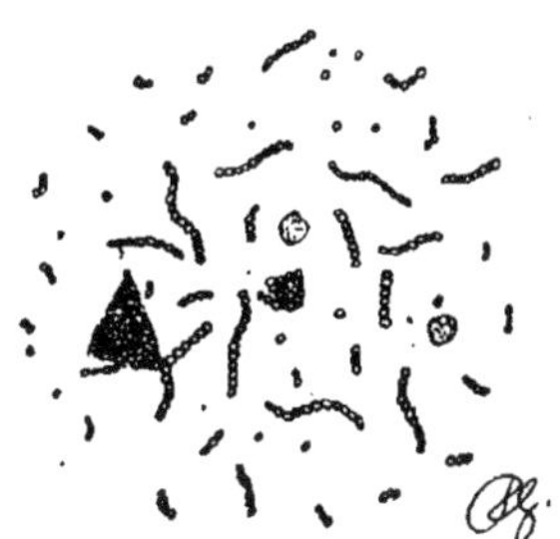

Microbe du pemphigus.

L'année suivante, nous avons présenté à l'Académie des sciences (2) une collection de préparations histologiques dé-

(1) Société de biologie et Annales de dermatologie et de syphiligraphie, 1881.

(2) Bull. de l'Acad. des sc., 1882.

montrant que les animaux à sang froid contractent certaines maladies virulentes, et notamment le charbon, à condition de les rapprocher de l'état thermique des mammifères en élevant leur température.

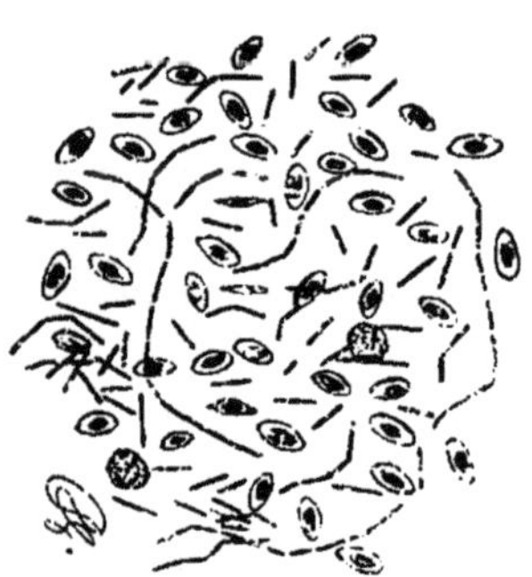

Sang de grenouille morte après avoir été inoculée du charbon et plongée dans de l'eau à 35°.

Enfin, nous avons abordé l'étude de la rage, maladie sur laquelle nous avions déjà écrit en 1881 (1), et, le 11 juin 1883, nous présentions à l'Académie des sciences une note que nous allons reproduire ici, pour en développer ensuite certaines parties, ainsi que les expériences qui s'y rattachent.

(1) Union méd. et Recueil de méd. vétér., 1881.

PREMIÈRE PARTIE.

Recherches sur la rage des mammifères.

Nos premières recherches sont résumées dans la note suivante, que nous reproduisons textuellement avant d'entrer dans le développement que comporte le sujet.

Recherches sur la rage (1).

« La note que j'ai l'honneur de communiquer à l'Académie est le résultat d'un mémoire que je me propose de lui présenter ultérieurement lorsque j'aurai complété mes recherches.

« Mes observations concernant la rage ont porté jusqu'à présent sur les points suivants :

« 1° Mode d'inoculation de la rage ;

« 2° Transmissibilité de la rage par hérédité maternelle ;

« 3° Valeur de la présence des corps étrangers dans l'estomac des chiens au point de vue du diagnostic de la rage ;

« 4° Atténuation du virus rabique ;

« 5° Le parasite de la rage.

« 1° *Mode d'inoculation de la rage.* — On a remarqué depuis longtemps que les accidents rabiques se produisent d'autant plus vite après la morsure que celle-ci siège plus près de la tête. M. Brouardel, en particulier, a fait observer

(1) C. R. Ac. des Sc., 11 juin 1883.

que les morsures de la face et de la tête sont dans ce cas. On connaît la théorie de M. Duboué (de Pau), qui veut que la rage suive le trajet des nerfs pour remonter jusqu'au cerveau. Il restait à démontrer expérimentalement que la rage se développe dans la matière nerveuse, et c'est à M. Pasteur que revient l'honneur d'en avoir donné la preuve, il y a peu de temps encore.

« Pour introduire le virus rabique qu'il obtient en délayant la matière cérébrale dans l'eau, M. Pasteur trépane les animaux, c'est-à-dire qu'au moyen du trépan il enlève une rondelle d'os sur le crâne pour mettre les méninges à découvert ; puis, à l'aide d'une seringue de Pravaz, il injecte la matière virulente sur le cerveau. Dans une période de quinze à vingt jours les animaux inoculés meurent et chaque parcelle de leur cerveau peut, par inoculation semblable, donner la rage avec tous ses caractères.

« La trépanation est un procédé long, pénible, qui exige l'emploi du chloroforme et d'aides habiles. Elle fait courir des risques sérieux aux animaux qui la subissent. Elle est accompagnée souvent d'hémorrhagies graves.

« Nous avons substitué à ce procédé un mode d'inoculation beaucoup plus simple. Au moyen d'un petit foret nous pratiquons sur la ligne médiane du crâne un petit orifice pouvant admettre une aiguille mousse s'ajustant avec la seringue. Il faut avoir soin (ce point est essentiel) de faire la perforation sur la ligne médiane pour passer dans l'espace interhémisphérique, et au niveau des circonvolutions frontales, pour éviter de blesser le sinus longitudinal supérieur. De plus l'aiguille doit s'arrêter aussitôt après avoir traversé les os.

« Ce mode opératoire permet d'opérer les chiens sans les attacher et sans chloroforme : une simple piqûre de morphine à la base de l'oreille suffit avec la muselière. L'incubation n'est pas plus longue, et même, pour les petits animaux, elle est plus courte, notamment pour les rats et les souris qu'il suffit d'inoculer avec l'aiguille ordinaire, pour laquelle les os du crâne de ces petits animaux offrent une très faible résistance.

« 2° *Transmissibilité de la rage par hérédité.* — Cette affection, d'après mes observations, paraît être transmissible de la mère au fœtus. La rage n'échappe donc pas à la loi de pathologie générale qui régit les maladies infectieuses. Si elle siège plus particulièrement dans l'axe cérébro-spinal, si ses symptômes sont surtout nerveux, elle n'en est pas moins une maladie de toute la substance. Voici deux faits à l'appui : dans le premier, il s'agit d'une lapine pleine qui mourut vingt-et-un jours après l'inoculation ; six jours avant de mourir, elle avait mis bas plusieurs petits qui furent allaités par une autre mère. Au bout d'un mois, ces petits lapins moururent avec des accidents convulsifs (1).

« Dans un autre cas, encore plus caractéristique, j'ai pratiqué à deux lapins l'injection intracrânienne de matière cérébrale provenant de fœtus trouvés à l'autopsie d'une lapine morte le dix-huitième jour après l'inoculation et qui avait été couverte le jour même de l'opération. Quarante jours après seulement, les deux animaux inoculés succombèrent à quelques heures d'intervalle.

« 3° *Valeur de la présence des corps étrangers dans l'estomac des chiens au point de vue du diagnostic de la rage.* — Cette valeur est toute relative. J'ai trouvé, dans plusieurs autopsies, du foin, de la paille et des débris de bois chez des jeunes chiens dont l'intestin grêle était bourré de tænias. L'injection de la matière cérébrale de ces chiens ne donna lieu

(1) Une faute de copiste nous avait fait dire primitivement que la la lapine était morte le dix-septième jour et qu'elle avait mis bas deux jours avant.

à aucun résultat. Enfin nous avons, dans le laboratoire de pathologie comparée du Muséum d'histoire naturelle, dirigé par mon illustre maître, M. le professeur Bouley, de l'Institut, un jeune chien qui, malgré une nourriture abondante, mange, depuis quatre mois que je l'observe, des débris de bois, de paille, etc. Lorsqu'on provoque le vomissement chez ce chien, il rend parfois des quantités considérables de ces corps étrangers. On ne doit donc pas accorder à ce signe plus de valeur qu'il n'en a réellement.

« 4° *Atténuation du virus rabique.*—Tout récemment j'ai eu l'honneur de présenter à l'Académie des sciences un appareil frigorigène à température graduée, et, dans ma communication, j'ai fait allusion à certaines expériences, sur les matières virulentes, que j'avais faites au moyen de cet appareil.

« Je crois pouvoir affirmer aujourd'hui, en m'appuyant sur des expériences nombreuses, que je répète depuis un an, qu'*un certain nombre de virus peuvent être atténués par le froid*, et notamment le virus rabique.

« Je me contenterai d'indiquer les résultats suivants : Le froid à 0°, —5°, —10°, —15°, —20°, —25°, —30°, même prolongé pendant plusieurs heures, ne paraît exercer aucune action sur le virus de la rage. Mais, si l'on soumet à —35° pendant huit heures de la matière virulente rabique, les animaux inoculés ne meurent pas tous.

« Si l'on porte à —40° ou —43° cette même matière rabique, les animaux inoculés (chiens et lapins) résistent, et, après avoir présenté un peu de malaise pendant quelques jours, ils se rétablissent. Je n'ai pas eu le temps de constater si cette inoculation confère l'immunité contre la rage.

« 5° *Le parasite de la rage.* — La rage étant une maladie contagieuse, on pouvait croire qu'elle est causée par un microbe, mais celui-ci n'a pas encore été, que je sache, mis en évidence ni décrit.

« Voici le résumé de mes recherches sur ce point. Lorsqu'on examine le liquide céphalo-rachidien d'un animal qui vient de succomber à la rage, on voit, à l'aide d'un grossissement de 5 à 600 diamètres, des organismes mobiles en forme de granulations d'un caractère tout spécial. Ces granulations, en général peu abondantes dans le liquide ventriculaire, sont souvent reliées deux à deux et unies par un filament plus ou moins long et très mince à sa partie moyenne. Lorsque les granulations sont isolées, quelques-unes d'entre elles paraissent munies d'un cil. Cette disposition est sans doute due à la rupture du filament. La granulation munie de cet appendice est légèrement mobile et présente la forme d'un clou dont la tête serait arrondie et la pointe courte et fine. Dans le plus grand nombre de ces organismes l'œil ne perçoit que la granulation. Cette disposition se retrouve dans la substance cérébrale, où ces éléments peuvent être mis en évidence au moyen de certains réactifs histochimiques colorants, sur des coupes très fines du bulbe, par exemple. Le volume de ces éléments, que nous n'avons jamais rencontrés chez des animaux sains, en nous plaçant dans des conditions identiques, peut être évalué au vingtième d'un globule rouge, soit à peu près un demi-millième de millimètre.

« La certitude scientifique nous manque pour affirmer qu'il s'agit là du microbe de la rage puisque nous ne l'avons pas encore isolé et cultivé ; mais nous pensons que la présence constante de cet élément figuré chez les animaux morts de rage constitue une grande probabilité et mérite d'être prise en considération. »

Il est, dans la note que l'on vient de lire, un certain nombre de points sur lesquels nous ne voulons pas revenir parce qu'il suffit de les avoir énoncés ; il serait inutile d'en détailler les observations. Nous ne dirons rien de plus, par exemple, sur la valeur de la présence des corps étrangers dans l'estomac des chiens, au point de vue du diagnostic de la rage.

Notre intention n'est pas de diminuer la valeur sémiologique de ce symptôme, nous avons voulu signaler un fait pouvant se produire en dehors de l'état rabique, mais qui n'en reste pas moins d'une grande valeur quand il est associé avec d'autres symptômes pouvant faire soupçonner la rage.

§ I.

INOCULATION EXPÉRIMENTALE

Procédés opératoires

Sur le mode d'inoculation de la rage, décrit dans la note précédente, nous n'avons rien à retrancher, et le procédé opératoire que nous avons indiqué nous paraît supérieur à tous les procédés d'inoculation intracrânienne, surtout chez les animaux de petite taille (souris, rats, jeunes cobayes et jeunes lapins), dont on peut perforer le crâne avec l'aiguille de Pravaz seule. Ce procédé a constamment réussi entre nos mains ; nous nous en sommes servi avec avantage sur plus de quatre cents animaux dont près de trois cents rats.

Du reste, la méthode intracrânienne imaginée par M. Pasteur n'est pas la seule qui puisse donner la rage à courte échéance. Nous avons obtenu de très courtes incubations par des inoculations faites dans la chambre antérieure de l'œil, et par l'inoculation dermique ou hypodermique pratiquée sur la région crânienne ; en voici des exemples.

Expérience I.

Inoculation d'un jeune lapin dans la chambre antérieure de l'œil droit. Mort le douzième jour.

6 mai 1884. Un jeune lapin de quatre mois reçoit, à l'aide d'une aiguille fine de la seringue de Pravaz, une petite goutte d'eau stéri-

lisée tenant en suspension de la matière cérébrale virulente. On voit très nettement l'humeur aqueuse blanchie à la partie inférieure par la matière injectée.

Le 7. Aucune trace d'inflammation, l'animal est vif et mange bien.

Les 8, 9, 10, 11, 12, 13. Rien d'appréciable. Vivacité, bon appétit. La substance injectée est complètement résorbée.

Le 14. Un peu d'hésitation semble se manifester dans la marche. *L'animal est mouillé, il urine beaucoup plus que normalement.*

Le 15. L'animal est tremblant, il oscille sur ses pattes, hoche la tête et va se buter contre les obstacles en courant comme s'il était en proie à une sorte d'ivresse. Il mange moins.

Le 16, matin. L'animal est trouvé couché sur le *flanc gauche*; excité, il se dresse, mais ne peut marcher qu'en traînant ses membres postérieurs.

Le 16, soir. Il ne peut plus se tenir sur les pattes.

Le 17. Paralysie complète, les mouvements respiratoires sont à peine sensibles.

Le 18, matin. L'animal vit encore et la vie chez lui ne se manifeste plus que par un léger souffle.

Le 18, soir. Mort.

Dans l'observation qui précède, outre le point spécial au mode d'inoculation, on voudra bien remarquer que je signale un symptôme : la *polyurie*. J'ai observé ce phénomène dans presque tous les cas chez les mammifères que j'ai inoculés de la rage ; c'est un signe qui précède la plupart des autres. Souvent j'ai reconnu qu'un lapin, qu'un cobaye ou un chien allait devenir enragé parce que je trouvais sa cage inondée, et l'urine coulant au loin. Si je n'avais craint de grossir immodérément ce mémoire, j'aurais décrit la symptomatologie de la rage chez les différentes espèces d'animaux que j'ai pu observer. Je me contenterai d'appeler l'attention sur la polyurie. Nous ne croyons pas que ce phénomène pathologique, qui peut trouver son explication dans l'excitation exercée sur le bulbe par le micro-parasite de la rage, ait déjà été signalé par aucun observateur.

Expérience II.

Inoculation intra-oculaire à un cobaye et à un rat. Mort du cobaye le onzième jour et du rat le douzième jour.

20 mai. Inoculation dans l'œil droit d'un cobaye et d'un rat avec aiguille de Pravaz et matière virulente préparée comme dans l'expérience I.

Aucun symptôme notable jusqu'au 30.

Le 30, matin. Les deux animaux inoculés ont du tremblement, de l'agitation, de la polyurie et un commencement de paralysie des membres postérieurs.

Soir. Le cobaye devient rapidement paralysé. Les symptômes s'accusent chez le rat.

Le 31. Mort du cobaye.

1er juin. Mort du rat.

Expérience III.

Inoculation rabique dans la chambre antérieure de l'œil droit sur un cobaye; mort le onzième jour (résumé de l'observation).

30 juin 1884. Inoculation comme il est dit dans le titre de l'observation.

9 juillet. Les accidents apparaissent (tremblement de tout le corps et surtout de la tête. *Polyurie.* Parésie des membres postérieurs, inappétence).

Le 10. Aggravation des symptômes de paralysie.

Le 11. Inertie complète. Amaigrissement notable. Cependant l'œil est encore vif et l'animal secoue légèrement la tête lorsque les mouches se promènent sur ses oreilles.

Le 12 matin, à 7 heures 1/2. On trouve l'animal mort et en état de raideur cadavérique. Le ventre est déjà gonflé par les gaz de la putréfaction commençante.

La matière cérébrale de ces animaux fut inoculée à d'autres sujets suivant différents procédés et l'inoculation donna lieu à des symptômes identiques.

Le procédé de l'inoculation intra-oculaire paraît donner, au point de vue de la sécurité et de la rapidité de l'infection, des résultats comparables à l'inoculation sur le cerveau. Il pourrait même être considéré comme lui étant supérieur, parce qu'il ne détermine qu'un traumatisme insignifiant et en tous cas bien moins grave que l'injection intracrânienne.

L'inoculation hypodermique sous les téguments qui recouvrent le crâne, faite avec la seringue de Pravaz, semble donner parfois, chez le cobaye et le rat tout au moins, une incubation de même durée que celle de l'inoculation intracrânienne, comme on le voit dans l'observation suivante.

Expérience IV.

8 juin 1884. Trois cobayes sont inoculés, l'un dans l'espace interhémisphérique, les deux autres sous la peau de la tête avec de la matière cérébrale rabique. Cette substance provient d'une poule inoculée le 22 mai précédent, qui présenta au bout d'un mois des signes de paralysie grave, guérit et vit encore aujourd'hui (l'observation très curieuse de ce sujet est rapportée plus loin.)

Pendant huit jours on n'observe chez les animaux inoculés rien de spécial.

Le 16. Le cobaye inoculé par térébration tremble; un des deux cobayes qui ont reçu l'injection sous-cutanée a également du tremblement et de l'agitation; tous deux ont de la polyurie.

Le 17. La paralysie gagne les deux animaux signalés hier et le deuxième cobaye à l'injection sous-cutanée est également pris de tremblement.

Le 18. La paralysie progresse. Le cobaye inoculé par térébration est mourant.

Le 19. Le cobaye inoculé par térébration est trouvé mort (onzième jour), les deux autres deviennent de plus en plus paralysés, surtout l'un.

Le 20. Un des deux cobayes restants (inoculation sous-cutanée) est mort (douzième jour).

Le dernier survivant résiste jusqu'au 23 (quinzième jour).

Nous avions déjà obtenu des résultats analogues sur des cobayes et des rats, mais sans inoculer comparativement le même virus à d'autres animaux de même espèce par voie de térébration. Nous nous contentons de citer l'expérience précédente, qui nous paraît caractéristique.

On sait, d'après certaines remarques faites depuis fort longtemps, que plus les morsures sont rapprochées de la tête, plus courte est la période d'incubation, ainsi que nous l'avons fait remarquer dans la note citée plus haut. Lorsqu'on inocule la rage par piqûre à la lancette ou dans des incisions faites avec tout autre instrument tranchant, le point choisi pour ce mode de contamination n'est pas indifférent, comme nous espérons le démontrer. Ainsi, chez certains animaux très susceptibles, où l'on voit l'incubation singulièrement raccourcie, par rapport à ce qu'on sait de sa durée habituelle chez l'homme ou le chien, la période qui sépare l'inoculation du jour où éclatent les accidents peut se prolonger considérablement. Dans l'expérience VIII notée plus loin, cette période n'a pas eu une durée de moins de trois cent six jours, soit de plus de dix mois, chez une lapine inoculée à la lancette sur le côté droit de l'abdomen, près du membre postérieur correspondant.

L'insertion du virus sur les téguments céphaliques, tout en demeurant un procédé infidèle dans un certain nombre de cas, peut être suivie cependant à bref délai, quand elle réussit, des accidents propres à la rage.

Nous citerons, pour preuve, parmi plusieurs faits que nous avons observés, les trois expériences suivantes.

Expérience V.

Mort au seizième jour d'un cobaye inoculé à la lancette à la base de l'oreille (sommaire).

19 juin. Inoculation d'un cobaye à la base de l'oreille droite avec cerveau du précédent mort le matin.

6 juillet. Mort après symptômes habituels.

Expérience VI.

Mort d'un cobaye inoculé sur la peau du crâne treize jours après l'inoculation.

10 janvier 1884. Un cobaye, inoculé le 27 décembre dernier, est trouvé mort ce matin. Une parcelle de son cerveau est délayée dans

de l'eau distillée et inoculée à un rat et à un cobaye suivant le procédé de térébration que j'ai indiqué. Un autre cobaye est inoculé à la lancette avec une parcelle de substance non délayée. L'inoculation est faite sur la tête.

Jusqu'au 21, rien de spécial.

Le 21. L'animal inoculé à la lancette est paralysé et tout mouillé (polyurie). Hier il parcourait continuellement sa cage.

Le 22. La paralysie s'accentue. Il est couché sur le flanc.

Le 23. Mort. Le rat et l'autre cobaye après avoir présenté des symptômes identiques sont morts le 20.

Expérience VII.

Mort le dix-huitième jour d'un cobaye inoculé à la lancette.

5 février. Un chien mort à l'infirmerie de M. Bourrel est apporté au laboratoire, l'autopsie est faite, et une parcelle du bulbe est inoculée à la lancette sur la tête d'un cobaye.

Après avoir présenté des signes d'agitation pendant quelques jours, l'animal devient paralysé et meurt le 23, c'est-à-dire au bout de dix-huit jours.

Dans ce cas l'incubation a été relativement longue.

Dans les recherches qu'il a faites sur la rage, M. Galtier(1), professeur à l'Ecole vétérinaire de Lyon, a signalé le lapin comme un animal précieux pour l'étude de la rage, et ce savant expérimentateur ajoute que chez cet animal, l'incubation est fort abrégée. Nous pensons que les faits avancés par M. Galtier sont parfaitement exacts, mais à condition de pratiquer l'inoculation ou les inoculations sur la tête, les oreilles ou le nez, comme le fait M. Galtier. Si l'insertion virulente est faite dans une région du corps plus éloignée du cerveau, les symptômes morbides sont souvent précédés d'une longue incubation. C'est ce qui s'est présenté dans le cas auquel nous faisions allusion plus haut, et que nous rapportons ici en raison de son intérêt tout spécial.

(1) V. Galtier. Traité des maladies contagieuses et de la police sanitaire des animaux domestiques. 1880.

Expérience VIII.

Incubation de 10 mois chez le lapin

Le 14 février 1883, un fragment de bulbe provenant d'un chien mort de rage à l'infirmerie de M. Bourrel est inoculé, à l'aide de la lancette, sur la partie postérieure droite de l'abdomen d'une lapine adulte.

Cette lapine est mise seule dans une cage isolée.

Jusqu'au 10 décembre suivant, l'animal n'offrit rien qui pût faire supposer qu'il fût malade. A cette date on s'aperçut qu'il mangeait moins et qu'un commencement de paralysie se manifestait. Voici les notes que je retrouve sur le livre d'observations :

10 décembre. La lapine n° 11 (c'était son numéro d'ordre), inoculée le 14 février dernier par les téguments de l'abdomen, avec le cerveau d'un chien de chez M. Bourrel, mange beaucoup moins depuis hier et a de la paraplégie.

Le 11. La paraplégie s'accentue.

Du 12 au 16 même état s'aggravant.

Le 16, matin. On trouve la lapine n° 11 morte.

L'autopsie est pratiquée. L'examen du bulbe m'y fait reconnaître le micrococcus rabique, et un fragment de cet organe est mis en réserve dans l'appareil à glace pour être inoculé.

Le 26. Le bulbe de la lapine n° 11 est dilué, inoculé à deux rats et un cobaye, suivant le procédé de la térébration. Après avoir présenté les symptômes ordinaires propres à la rage, ces trois sujets meurent, les deux rats le 13, et le cobaye le 14 janvier suivant.

Il est difficile d'expliquer une si grande différence dans la durée de l'incubation suivant le siège de l'inoculation, même en admettant la théorie de M. le Dr Duboué (de Pau), théorie de la propagation par la voie des nerfs. Ce fait nous paraît inexplicable, quant à présent.

Ce n'est pas seulement l'inoculation de la pulpe nerveuse sur les téguments crâniens qui peut donner une courte incubation ; l'inoculation de la salive, de la bave, paraît, dans certains cas, tout aussi virulente et ne ferait pas attendre plus longtemps la période syndromique, si l'on s'en rapporte au fait suivant.

Expérience IX.

Inoculation de la bave d'un chat rabique par incision de la peau crânienne. — Incubation de quatorze jours.

27 décembre 1883. Un cobaye adulte est inoculé dans une petite incision faite sur la peau du crâne, à l'aide de la pointe des ciseaux, avec de la bave prise sur un chat enragé traité par la pilocarpine.

10 janvier. Après avoir éprouvé les signes habituels de la rage, l'animal est trouvé mort ce matin. — Sa maladie fut transmise au cobaye qui fait le sujet de l'observation VI, ainsi qu'à un autre cobaye et à un rat.

La dernière observation rappelle les courtes incubations qui suivent, en général, les morsures de la tête et de la face, infligées par des chats atteints de rage.

Comme on vient de le voir, l'inoculation du virus sur la surface même du cerveau n'est pas la seule méthode sûre pour déterminer la rage. Mais, parmi tous ces procédés, nous pensons que l'injection intra-oculaire est la plus facile à pratiquer et qu'elle offre autant de sûreté que le procédé d'inoculation cérébrale, sans donner lieu à une plus longue incubation que celle-ci, au moins dans un certain nombre de cas.

§ II.

HÉRÉDITÉ DE LA RAGE.

L'histoire clinique de la rage présente sur ce point des données contradictoires. Néanmoins, il faut reconnaître que les cas sont rares où l'hérédité paraît avoir été démontrée. Si les descendants d'une mère rabique sont morts avec des symptômes nerveux rappelant jusqu'à un certain point ceux de la rage, la preuve expérimentale a manqué pour montrer qu'il s'est agi de cette maladie.

Dans la communication que nous avons citée plus haut, faite à l'Académie des sciences, nous faisions allusion à deux cas où l'inoculation de la substance cérébrale de fœtus trouvés à l'autopsie d'une femelle rabique avait été suivie de mort au bout de quarante jours. Une portée de jeunes lapins, provenant d'une lapine inoculée pendant la gestation, avait péri également avec des accidents convulsifs et paralytiques rappelant ceux de la rage. Nous avions pensé avoir affaire à des cas d'hérédité et nous avouons que nous nous sommes trop pressé de manifester notre opinion. La suite de l'expérience, c'est-à-dire l'inoculation du cerveau de ces derniers sujets ne produisit aucun effet chez les animaux à qui on la pratiqua. Les symptômes observés en imposaient tellement pour la rage que nous nous y sommes laissé prendre. — Mais, d'où viennent ces accidents ? Quelle est la cause de ces morts ? Nous ne saurions le dire, le temps nous a manqué à ce moment pour faire une autopsie complète. Pour expliquer les phénomènes observés chez les jeunes lapins un mois environ après leur naissance, nous serions tenté d'admettre que la rage des ascendants, maladie du système nerveux par essence, agit sans doute sur le système nerveux des descendants, à l'instar d'une névrose. Nous espérons qu'on voudra bien ne voir là qu'une simple hypothèse (1). Quoi qu'il en soit, nous aurions dû nous tenir en garde contre toutes causes d'erreur, d'autant mieux qu'elles étaient nombreuses dans un laboratoire où, dans une pièce de trente mètres carrés, située au deuxième étage, se trouvaient entassés des poules, des cobayes, des lapins et, à un moment donné, des moutons et un porc !

Tel est le local mis à la disposition d'une chaire de pathologie comparée à Paris.

Est-ce à dire néanmoins que la rage ne puisse jamais être

(1) M. Brown-Séquard rend bien héréditaire l'épilepsie expérimentale ! Notre induction mérite au moins l'indulgence.

transmise de la mère au fœtus? Nous ne le pensons pas, et si, comme semblent le prouver les expériences de Gohier, de Hartwig, de Eckel, de Lafosse et de M. Pasteur, le sang peut devenir virulent dans les derniers moments de la vie d'un animal enragé, on est autorisé à admettre que la rage puisse se transmettre au fœtus dont le sang est en communication avec celui de sa mère, ce fluide pouvant servir de véhicule au virus, fait démontré par les inoculations intra-veineuses. Comme nous le verrons plus loin, le microbe de la rage n'a pas de plus grandes dimensions que celui du charbon, du choléra des poules et de tant d'autres infections, et, comme ces derniers, il pourrait fort bien passer du sang de la mère dans la circulation du fœtus.

Les auteurs classiques ne veulent cependant pas admettre l'hérédité, et le professeur Bouley, dans son article « Rage », du *Dictionnaire encyclopédique*, s'exprime ainsi sur un cas cité par d'autres auteurs comme un exemple de transmission héréditaire : « M. Lafosse qui incline à penser que « le sang, dans la rage comme dans beaucoup de maladies contagieuses, est imprégné de virus », invoque, à l'appui de cette présomption, le fait très intéressant d'une vache pleine qui, ayant contracté la rage quarante jours après avoir été mordue par un chien enragé, mit bas, pendant sa maladie, un veau sur lequel les symptômes de la rage se déclarèrent *le troisième jour après* sa naissance. On avait pris des précautions, dit M. Canillac, vétérinaire dans l'Allier, auquel on doit cette observation, pour empêcher la vache de lécher son veau, qui fut allaité pendant deux jours par une autre nourrice. Ce fait unique aurait effectivement une grande valeur probante de l'état virulent du sang si toutes les précautions avaient été prises pour prévenir l'inoculation. On a empêché la vache de lécher son veau ; mais il y avait de la bave sur la litière de la vache ; les personnes qui ont recueilli le veau pouvaient en avoir les mains imprégnées. On a pu se servir de cette litière pour le sécher plus vite. Dans une question de cette nature, on ne saurait se montrer trop exigeant à l'égard des preuves. »

Nous croyons être en mesure de répondre à ces objections et nous demandons à notre cher maître la permission de n'être pas de son avis sur cette question. En effet, si le veau dont il vient d'être parlé est mort de la rage, il est certain qu'il n'a pu mourir que de la rage héréditaire, car nous ne connaissons pas d'exemple d'une rage inoculée même sur le cerveau par trépanation ou térébration qui n'ait mis plus de trois jours pour tuer sa bête. La plus courte distance entre l'inoculation et la mort est à notre connaissance de huit jours.

On peut objecter que les sujets inoculés d'une manière ou d'une autre sont des adultes ou des jeunes, mais non des nouveau-nés.

Pour juger la valeur de cet argument, que nous nous sommes posé à nous-même, nous avons inoculé des cobayes aussitôt après leur naissance, et l'incubation n'a pas été plus brève que pour les cobayes adultes, bien que l'inoculation ait été faite dans la boîte crânienne, entre les deux hémisphères, et chez l'animal le plus sensible à la rage que nous connaissions.

Expérience X.

Inoculation cérébrale de deux cobayes nouveau-nés, mort au bout de huit jours.

22 avril 1883. Deux petits cobayes nouveau-nés, encore mouillés par les liquides maternels, sont inoculés directement dans l'espace interhémisphérique avec de la substance nerveuse provenant d'un cobaye tué par l'inoculation de matière cérébrale excisée sur un pigeon rabique. (Ce pigeon vit toujours bien portant, six mois après l'opération. V. l'observation XX.)

Rien d'appréciable jusqu'au 28.

Le 28, sixième jour. Les deux petits cobayes inoculés commencent à trembler et sont moins vifs.

Le 29. Aggravation des symptômes, cris plaintifs, *polyurie*.

Le 30. Mort l'un à 3 heures 1/2, l'autre à 7 heures du soir.

Autopsie : aucune trace d'inflammation du cerveau, ni des méninges.

Inoculation de la substance cérébrale à 1 cobaye et à 1 rat qui meurent avec les symptômes ordinaires de la rage.

Ainsi, en admettant que le veau cité dans l'observation de M. Canillac ait été contaminé par la bave de la mère (ce qui n'est pas prouvé), sa mort ne saurait être attribuée à cette cause, qui n'aurait pu agir en aussi peu de temps.

La question reste donc à résoudre expérimentalement : faute de moyens, nous n'avons pas pu continuer longtemps nos recherches sur ce point. Toutefois, quelques essais tentés depuis les premiers sont restés négatifs. Nous nous garderons cependant d'en conclure que la rage ne puisse pas, dans certains cas, se contracter pendant la vie intra-utérine. Comme la plupart des maladies infectieuses, elle peut déterminer l'avortement, Kolesnikoff en cite une observation bien authentique où les organes maternels et les viscères du fœtus présentaient les caractères des lésions d'origine infectieuse (1).

Nous avons observé également un cas d'avortement chez une lapine inoculée quinze jours auparavant. Pendant plusieurs jours on trouvait le matin un, deux ou trois fœtus morts, et comme macérés sur la litière de l'animal qui, pendant ce temps, devenait paralysé.

La rage se comporte donc, dans quelques cas, à l'instar d'une maladie infectieuse, et nous ne croyons pas à l'impossibilité de sa transmission de la mère au fœtus dans certains cas exceptionnels.

(1) Kolesnikoff. Anat. path. de la rage. Centralbl., 1875.

§ III

ATTÉNUATION DU VIRUS RABIQUE

Nous avons été conduit à expérimenter sur les effets produits par le froid sur le virus rabique par une série de résultats très curieux obtenus au moyen de cet agent sur un certain nombre d'autres virus. A ce sujet, nous ferons une légère digression, dont l'objet sera d'exposer un certain nombre des résultats susvisés afin de prendre date ; nous nous proposons, en effet, d'étudier cette question d'une façon plus complète et nous exposerons quelque jour ce que nous aurons obtenu dans cette voie.

Nos expériences sur les effets du froid ont été faites depuis la température ambiante jusqu'à —45°, au moyen d'un appareil à ammoniaque muni d'un régulateur de notre invention.

Cette machine a été présentée à l'Académie des sciences (1), ainsi que le récipient qui a servi à refroidir les tubes de virus. Ce récipient diffère un peu de celui qui est représenté dans la figure accompagnant la note de présentation en ce sens qu'il est beaucoup plus étroit ; le tube dans lequel on introduit les substances à congeler n'a que trois centimètres et demi de diamètre environ. Ces dimensions restreintes ont pour but de concentrer une plus grande quantité de froid sur de plus petits volumes à refroidir, et la température obtenue de cette manière atteint un degré de froid beaucoup plus intense.

Avant de parler des expériences, nous allons reproduire la note explicative de l'instrument qui a servi à les faire.

(1) Acad. des sc., 4 juin 1883. C.-R.

Sur un appareil destiné à obtenir des températures basses pouvant être graduées à volonté :

« Dans une série de recherches entreprises pour déterminer les effets du froid sur les matières virulentes, nous avons dû avoir recours aux moyens propres à obtenir des températures variant de 0° à — 50° et au-dessous.

« Si nous avions voulu nous servir des moyens dont dispose actuellement l'instrumentation physique, il nous aurait fallu employer un produit, un mélange chimique variant avec chaque degré de froid cherché, ce qui est impraticable.

« Nous aurions pu employer les éthers et, au moyen d'une pompe, mue plus ou moins rapidement, produire un froid variable. Les essais que nous avons faits dans ce sens nous ont obligé à en rejeter l'emploi, en raison du prix relativement élevé des substances utilisées, de leur odeur, des dangers d'explosion et d'incendie, sans compter qu'il faut un moteur pour la pompe et que le froid ainsi obtenu, malgré toutes les précautions, n'est rien moins que régulier.

« La nécessité a donc été un aiguillon qui nous a fait rechercher un procédé capable de combler la lacune existant de ce fait dans l'instrumentation scientifique. Nous croyons avoir réussi, au moins depuis la température ambiante jusqu'à — 45°.

« Nous avons imaginé un appareil à l'aide duquel nous avons pu faire, sur le principe des maladies contagieuses, un certain nombre d'observations intéressantes qui seront l'objet d'une prochaine communication.

« Cet instrument, basé sur l'expérience de Faraday sur la liquéfaction du gaz ammoniac, se compose d'une chaudière contenant une solution ammoniacale et reliée à un condensateur par un serpentin compris entre l'enveloppe d'un réservoir à eau et le condensateur.

« La chaudière est entourée d'une cuve qu'on emplit d'eau pour refroidir son contenu, au moment du retour du gaz qui se dissout à nouveau dans l'eau pendant la production du froid. La même solution peut ainsi servir indéfiniment ou au moins fort longtemps.

Fig. 1.

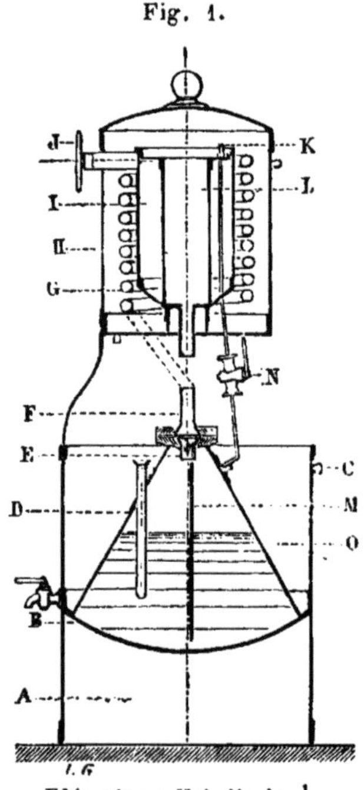

Élévation : Echelle de $\frac{1}{16}$.

A, foyer. — B, chaudière contenant la solution ammoniacale. — C, ouverture pour remplir ou siphonner la chaudière. — D, thermomètre. — E, jeu de soupapes. — F, tube reliant la chaudière au condensateur I. — G, serpentin. — H, bâche à eau froide. — I, condensateur. — J, volant du robinet. — K, purgeur d'air. — L, capacité où l'on produit le froid. — M, tube de retour de gaz. — N, tube restituant à la chaudière l'eau entraînée pendant la distillation dans le réfrigérateur ; le robinet placé à la partie moyenne du tube doit rester fermé quand l'appareil est sous pression. — O, bâche destinée à recevoir l'eau qui refroidit la chaudière à la fin de la liquéfaction du gaz.

« Le condensateur placé au-dessus de la chaudière est entouré, ainsi que le serpentin, d'une bâche où l'on fait passer un courant d'eau froide pendant la distillation du gaz ammoniac.

« Cette disposition est absolument neuve ; elle a pour effet de rendre l'appareil inamovible en même temps que portatif. Toute la manœuvre consiste à faire mouvoir un robinet.

« Les figures ci-jointes et leurs légendes feront comprendre facilement le dispositif de l'appareil ; nous insisterons seulement sur la partie du mécanisme qui préside à la graduation du froid.

« Le gaz liquéfié est enfermé dans le récipient supérieur. On peut l'y maintenir indéfiniment au moyen du robinet à volant et à cône, représenté en coupe dans la *fig.* 2.

Fig. 2.

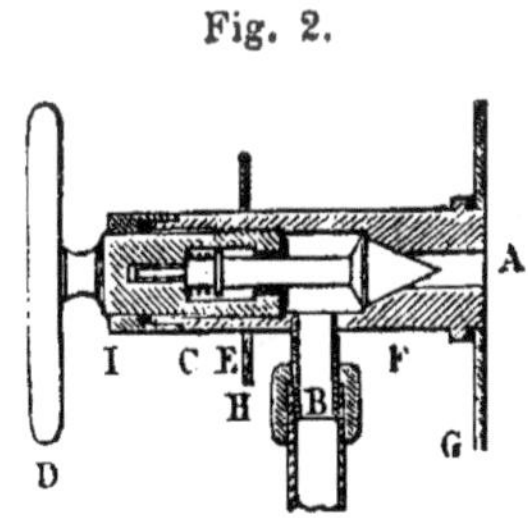

Robinet automatique : Échelle de $\frac{1}{4}$.

Robinet automatique servant à graduer le froid. — A, ouverture du réfrigérateur. — B, orifice du serpentin allant à la chaudière. — C, ressort spiroïde pouvant être tendu de 0 kg. à 2 kg. Ce ressort, pouvant être plus ou moins tendu, laisse échapper le gaz plus ou moins rapidement, d'où la graduation du froid. Quand le gaz est à une tension donnée, le ressort est tendu avec la vis E de façon à faire équilibre au gaz. Si ce dernier se dégage trop rapidement il se refroidit, perd de sa tension et ne peut plus lutter contre la pression du cône obturateur F, poussé par le ressort C. Le gaz ne se dégageant plus, l'échauffement se produit, la tension augmente et la résistance de C est vaincue et ainsi de suite. — G, paroi du réfrigérateur. — H, paroi de la bâche supérieure. — I, presse-étoupe. — D, volant.

« Le cône, fermant hermétiquement l'orifice de communication du réfrigérateur, est mobile sur son axe (ce qui prévient les grippements) et antéro-postérieurement pendant un espace de 0m,008. Un ressort spiroïde, placé autour de la tige du cône obturateur (*fig.* 2), repousse le cône contre l'orifice avec une force susceptible d'être augmentée ou diminuée au moyen de la vis mise en mouvement par le volant.

« Cette disposition, comme le prouve l'expérience, permet d'obtenir à volonté tel degré de froid que l'on désire jusqu'à — 45° pendant un temps proportionnel à la quantité de gaz que contient l'appareil. On pourrait appliquer le même principe aux appareils continus.

« La graduation du froid s'obtient en ouvrant plus ou moins le robinet, ce qui permet à l'évaporation de se faire plus ou moins rapide.

« De plus la température reste fixe, quand l'opérateur a réglé le robinet (ce qui s'obtient après quelques tâtonnements) par l'intermédiaire du ressort spiroïde tendant à appliquer le cône sur son ouverture.

« A un moment donné, une lutte s'établit entre le ressort et la tension du gaz, lutte qui est à l'avantage du gaz quand il s'échauffe, parce que sa tension augmente avec sa température, mais où le ressort reprend bientôt le dessus par suite du refroidissement du gaz causé par son évaporation plus rapide. En d'autres termes, la température du réfrigérant étant à — 10° par exemple, le ressort est tendu, au moyen de la vis, de façon à faire équilibre à la pression du gaz et à ne permettre l'issue à celui-ci qu'avec la rapidité nécessaire. Si le dégagement se fait un peu trop lentement, le gaz s'échauffe, sa tension augmente et il surmonte plus facilement la pression du cône poussé par le ressort spiroïde. Cependant il ne peut continuer à se vaporiser avec plus de rapidité, car alors sa température baisse, sa tension diminue et le ressort, ne trouvant qu'une résistance inférieure à son élasticité, maintient le cône appliqué sur l'orifice de sortie du gaz. Et ainsi de suite.

« Pendant la distillation du gaz, il y a toujours une petite quantité de vapeur d'eau entraînée dans le condensateur ; au moyen d'un tube muni d'un robinet ordinaire qu'on ouvre après épuisement du gaz liquéfié, l'eau entraînée est restituée à la chaudière (*fig.* 1).

« En ajoutant un robinet spécial au récipient contenant le gaz liquéfié, on peut recueillir l'ammoniaque liquide et obtenir un froid de — 70° à — 80° dans le vide au-dessus de l'acide sulfurique.

« Après une seule séance de chauffage on peut obtenir du froid à plusieurs reprises, le robinet permettant d'arrêter l'évaporation du gaz au gré de l'opérateur.

« Nous devons, avant de terminer, adresser tous nos remerciements à M. Abel Pifre, ingénieur à Paris, pour l'habileté dont il a fait preuve dans l'exécution de l'instrument qui vient d'être décrit.

« L'appareil que nous avons l'honneur de présenter à l'Académie nous a rendu de précieux services dans nos recherches sur les maladies infectieuses. Nous espérons qu'il pourra être utile pour les recherches de physiologie, de chimie, de physique, etc. C'est cet espoir qui nous engage à n'en pas garder plus longtemps le secret. »

Tel est l'appareil qui nous a servi dans nos expériences pour rechercher l'action du froid sur les virus, au triple point de vue de leur résistance à cet agent, de leur atténuation et aussi de leur conservation.

Quelques virus ont déjà été soumis à l'action du froid, notamment le virus du horse-pox ou cow-pox, ou vaccin jennérien. Un autre ferment d'un autre ordre : la levure de bière a été également l'objet de recherches dans ce sens, dues à M. Melsens (1) qui a vu que ces organismes résistent aux températures les plus basses qu'on puisse produire. Les essais n'ont eu qu'une durée limitée, mais leur intérêt est grand. D'après ces expériences, on peut conjecturer de fait que la température de notre globe pourrait s'abaisser au point que la vie des mammifères ne serait plus possible (— 110° environ) et que les ferments n'en conserveraient pas moins toute leur vitalité, leur énergie et leur virulence.

Les virus ne résisteraient cependant pas tous au froid comme en témoignent nos expériences : nous avons constaté qu'un certain nombre d'organismes conservent toute leur vitalité avec un froid capable de coaguler d'une façon transitoire l'albumine de l'œuf. D'autres microbes sont atténués, c'est-à-dire que l'énergie de leurs manifestations est moins grande, et ce fait prouve qu'ils ne sont pas loin d'être touchés dans leur vitalité même, comme j'espère pouvoir m'en assurer avec un froid plus intense.

Enfin, il est probable qu'il existe un certain nombre de microbes dont la résistance au froid doit être limitée. Nous en avons rencontré une espèce, ainsi qu'il ressort des expériences dont nous allons exposer brièvement les résultats.

Les virus ou ferments sur lesquels ont porté nos recherches sont les suivants :

I. — *Levûre de bière;*
II. — *Charbon symptomatique;*
III. — *Choléra des poules;*
IV. — *Vaccin Jennérien;*
V. — *Charbon bactéridien de Davaine;*
VI. — *Rage.*

(1) Melsens. C. R. Acad. des Sc., 1870, t. LXX et LXXI.

I. Levure de bière. — Nous plaçons, en tête de cette liste, la levûre de bière qui n'est pas un virus proprement dit, parce que ce ferment est un prototype, et le plus anciennement connu peut-être. C'est en somme un microbe de grande taille et, sans entrer dans des considérations touchant les analogies existant entre les fermentations et les fièvres infectieuses, on peut dire que si l'organisme de la levûre de bière ne se développe pas dans le sang des animaux, c'est qu'il n'y trouve pas les conditions favorables à sa pullulation. Claude Bernard a démontré que ces conditions pouvaient être réalisées en injectant une solution de sucre dans les veines d'un chien en même temps que la levûre : l'animal meurt, et son cadavre présente tous les caractères anatomiques d'une maladie infectieuse. Chez un diabétique, l'inoculation de levûre de bière aurait peut-être les mêmes conséquences qu'une inoculation septique grave. Ce serait une expérience à tenter si l'on disposait d'animaux atteints de glycosurie permanente.

Depuis 0° jusqu'à — 45° le froid prolongé pendant 5 heures n'a aucune action sur le ferment de la levûre, ainsi que le prouvent les cultures ; après l'avoir refroidie jusqu'à ce degré si on ensemence la levûre dans du bouillon sucré, stérilisé et porté dans l'étuve à une température de 30°, on constate au bout de vingt-quatre heures que le ferment s'est développé avec autant d'intensité que si on ne lui avait fait subir aucune opération.

II. Charbon symptomatique. — Nous avons introduit dans des tubes de verre du liquide provenant d'un cobaye mort après l'inoculation du virus de cette maladie. Ces tubes furent scellés à la lampe et comme dans l'expérience précédente, introduits dans une solution alcoolique dont la température fut abaissée comme précédemment.

Comme on n'a pu jusqu'aujourd'hui réussir à faire des cultures artificielles de ce microbe, nous n'avons pu recourir à ce procédé pour reconnaître son état de vie ou de mort après la refrigération, mais nous avons pratiqué l'inoculation des liquides congelés à des cobayes qui moururent tous dans les délais ordinaires, en présentant dans leurs tissus les organismes du charbon à tumeur, dont la forme en battant de cloche est si caractéristique.

III. Choléra des poules. — Dans une première expérience nous avons constaté tout d'abord qu'une température de — 45° tuait l'élément figuré de ce virus. Après cette opération le virus ne cultivait plus et son inoculation en doses massives ne donnait aucun malaise aux poules sur qui on essayait ses effets.

En procédant graduellement en passant par — 42° — 40° — 38° — 37° de froid, nous avons pu constater que le choléra des poules perdait toute virulence et toute vitalité après avoir été soumis pendant trois ou quatre heures à une température de — 35°.

IV. Vaccin Jennérien. — Les expériences que nous avons faites sur ce virus nous ont été facilitées par l'obligeance de M. Chambon, le vaccinateur bien connu.

Le *vaccin* se développe chez la génisse avec autant d'énergie qu'à l'ordinaire, même après avoir été soumis pendant douze heures à une température basse initiale de — 45° remontant progressivement jusqu'à 0°.

La chaleur altère rapidement les liquides vaccinaux par le développement des vibrions et autres infiniment petits dans leur intérieur. Quellesque soient les précautions qu'on prenne pour recueillir ces liquides sur les pustules, on récolte en même temps que le micrococcus de la vaccine une foule d'autres microbes qui détruisent les précédents et peuvent rendre le liquide plus ou moins septique. Nous sommes convaincu que les éruptions cutanées qui succèdent à la vaccination n'ont pas d'autres causes, dans la plupart des cas, que l'inoculation de ces liquides altérés dont l'effet est d'introduire dans les humeurs en même temps que le germe de la vaccine, d'autres organismes figurés qui s'y développent concurremment.

Le froid, au contraire, s'oppose à tout développement des organismes inférieurs sans détruire le principe du vaccin. Au lieu de conseiller de tenir ce liquide à l'abri du froid, comme le font quelques auteurs classiques, on devra donc bien plutôt recommander ce moyen de le conserver presque indéfiniment.

V. Charbon bactéridien de Davaine. — Nos recherches ont porté sur le sang charbonneux et sur les cultures artificielles. Le sang nouvellement recueilli paraît ne pas contenir de spores; au bout de quelques heures les cultures faites au contact de l'air pur en contiennent.

Nous ne sommes pas parvenu à détruire la vitalité des éléments charbonneux par un froid de — 45° soutenu pendant plusieurs heures, que nous ayons agi soit sur du sang d'animal mort tout récemment du charbon, soit sur des liquides de culture renfermant des bâtonnets, comme ceux du sang, et des spores.

Mais, fait très intéressant, bien que les filaments charbonneux se développent dans les liquides de culture lorsque le virus ensemencé a été soumis pendant plus de dix heures à la température initiale de — 45° remontant graduellement jusqu'à 0°, on peut inoculer ce virus à haute dose à des lapins et des moutons, voire à des cobayes sans les tuer; et, en procédant méthodiquement, par des inoculations de liquides de moins en moins refroidis, on peut déterminer chez ces animaux ce phénomène d'accoutumance, provoqué expérimentalement par M. Pasteur le premier, et qu'il a baptisé du nom de vaccination, pour rendre hommage à la découverte de Jenner.

Il y a plus de deux ans que nous avons pour la première fois constaté ce fait, comme pourrait l'attester au besoin un pli cacheté déposé par nous à cette époque à l'Académie des sciences. Nous n'insisterons pas davantage sur ces expériences nous les résumons ici pour prendre date et aussi pour montrer la filiation qui nous a conduit à expérimenter le froid sur le virus rabique.

Nos premières tentatives de réfrigération du virus rabique ont été faites, comme nous l'avons indiqué, dans la première note citée dans ce travail, et nous avons constaté qu'une température de —35° et —40° atténuait le virus dans des proportions assez notables.

Expérience XI.

Ainsi, l'injection intra-veineuse de matière cérébrale d'un chien rabique, diluée dans de l'eau distillée stérilisée, ne fut suivie d'accidents mortels qu'au bout de 48 jours (24 mai) chez un chien à qui on pratiqua cette opération (le 7 avril).

Un autre chien inoculé en même temps dans l'espace interhémisphérique avec la même substance traitée de la même façon, c'est-à-dire pendant douze heures par une température initiale de — 40°, remontant graduellement jusqu'à 0°, ne présenta aucun phénomène morbide pendant 9 mois. Au bout de ce temps il reçut une inoculation virulente et périt en quatorze jours d'une rage caractérisée.

Un troisième chien inoculé avec la même matière non soumise au froid périt au bout de 17 jours.

Le virus soumis, suivant le même procédé, à une température basse, ne dépassant pas —35° semble subir aussi un certain degré d'affaiblissement.

Expérience XII.

Un chien qui reçut, le 2 mai, une injection intra-crânienne de ce virus ainsi traité (— 35°) ne périt qu'au bout d'un mois (1er juin).

Un autre chien témoin, ayant reçu une injection du même liquide non refroidi, périt le treizième jour (15 mai).

Expérience XIII.

Le 2 mai 1883, deux lapines (l'une d'elles est pleine) sont inoculées dans la scissure interhémisphérique avec du virus refroidi suivant le procédé indiqué plus haut jusqu'à — 35°.

Le 17, la lapine pleine a mis bas 15 *petits* (ils périrent tous au bout d'un mois avec des accidents convulsifs).

Le 18. La lapine qui vient de mettre bas est paralysée du train postérieur. A partir de ce moment, cet animal ne mange plus, reste couché sur le côté, et elle s'éteint progressivement.

Le 23. L'animal respire encore, la température est prise dans le rectum à 10 centimètres de profondeur, pendant un quart d'heure, et le thermomètre ne monte pas à plus de 27° C. et 6 dixièmes. L'animal meurt dans l'après-midi, vingt et unième jour. La température ne monte pas après la mort.

L'autre lapine va bien jusqu'au 30 juin.

30 juin. La deuxième lapine est paralysée, la paralysie est marquée surtout à gauche.

1er juillet. La paralysie s'est aggravée, l'animal ne réagit presque plus quand on l'excite.

Le 2. Mort le soixante et unième jour.

Un rat, inoculé avec la substance nerveuse de cette lapine, mourut avec les symptômes typiques de la rage au bout de seize jours, trois rats inoculés avec le cerveau de ce dernier meurent au bout de onze jours (mêmes symptômes).

Nous n'avons jamais observé, depuis ces expériences, une aussi longue incubation chez le lapin inoculé suivant le même procédé (térébration). En général la mort arrive du douzième au vingtième jour. Nous ne tenons compte que de la dernière incubation de soixante et un jours, car il est probable que, dans le premier cas, les accidents ont été précipités par l'état de gestation et la parturition de l'animal en expérience.

En raison du petit nombre de sujets sur lesquels nous avons expérimenté, on peut se demander s'il ne s'agit pas là de cas fortuits. Fortuits serait l'épithète applicable, car nous n'avons pas observé depuis d'incubation aussi longue quand l'inoculation fut faite suivant le même principe, mais avec des liquides virulents.

Comme nous le verrons plus loin, le froid peut conserver longtemps le virus rabique ; nous avons mis cette propriété à profit pour soumettre, pendant un temps variable, de la substance nerveuse morbide, délayée dans de l'eau stérilisée, à l'action de l'air tamisé par un bouchon de coton et du froid en même temps : nos recherches n'ont pas porté sur moins de cinquante animaux, dont douze chiens. Nous avons obtenu un virus qui tuait les rats, les cobayes et les chats, ne tuait qu'une partie des lapins et qui, sur huit chiens, en fit périr un seul; c'était une chienne ayant mis bas, un mois auparavant, quatre petits qu'elle allaitait depuis ce temps. Nos expériences sur l'atténuation du virus rabique n'ont pu être poussées plus loin, faute des moyens les plus indispensables. Si un jour nous pouvons disposer d'un laboratoire et d'un chenil, nous reprendrons nos recherches sur ce sujet intéressant.

§ IV

DU MICROBE DE LA RAGE

Après l'importante découverte de Davaine, qui paraît avoir été le premier à pressentir, sinon à découvrir le rôle des microphytes dans les maladies contagieuses, après les travaux de Pasteur, de ses élèves et de tous ses imitateurs, il était légitime, en présence d'une maladie contagieuse, comme l'est la rage, d'admettre qu'elle est due à l'existence d'un ferment. Dès 1866 Schivardi (1) émettait cette opinion, et en 1872 Hallier, pressé sans doute de mettre la théorie d'accord avec les faits, publia des expériences sur un micrococcus trouvé dans le sang des animaux enragés (2) ; il prétend avoir réussi (ce que personne n'a pu faire depuis, même avec l'ensemencement du bulbe où réside le microbe d'une façon certaine) à cultiver ce micrococcus. Sous l'influence de la culture, cet élément se gonflerait et se métamorphoserait en un champignon nouveau! Comme il fallait un nom à ce produit remarquable et qu'il tenait à en être le parrain, l'auteur (?) lui donne le titre pompeux de *Lyssophyton*. Nous avons maintes fois examiné le sang des animaux morts de rage et nous n'avons jamais constaté dans ce liquide qu'un petit nombre de granulations ressemblant fort peu au micrococcus que nous décrirons dans un instant. Du reste, dans le sang d'un animal quelconque, on trouve toujours un nombre plus ou moins considérable de granulations de dimensions variables, au sujet desquelles on peut dire, en employant une vieille formule, que les hématogénistes ont discuté, discutent et discuteront longtemps. Si l'on consulte les expériences nombreuses faites avec des injections de sang d'animal rabique à animal sain, on peut constater que, pour la grande majorité, ces expériences ont été négatives, et les autres douteuses. Plusieurs expérimentateurs, comme Magendie, Breschet, Dupuytren, Renault ont pratiqué la transfusion d'un chien enragé à un chien sain sans produire d'accidents chez celui-ci.

Mon illustre maître, le professeur Paul Bert, a transfusé en

(1) Gaz. méd. ital. Lomb., 1866.

(2) Zeitsch. Paras, vol. I, p. 301, et Arch. de méd., 1872.

proportions énormes, jusqu'à faire périr l'animal de syncope, le sang d'un chien rabique à un chien sain qui se portait à merveille de longs mois après cette opération. Cependant la salive du chien malade était virulente, comme l'ont prouvé les inoculations.

Sans nier la présence du microbe de la rage dans le sang à un moment donné et, par exception, on peut dire d'une façon générale qu'on ne doit pas le chercher là.

Nous inspirant des travaux antérieurs, nous avons recherché l'élément de la rage dans le système nerveux et aussi dans la bave.

Dès le mois de février 1883 nous avions constaté, de la façon la plus nette, l'existence, dans le bulbe de plusieurs chiens enragés, de certains éléments que nous ne trouvions pas dans le bulbe des chiens sains. Nous poursuivîmes ces recherches sur plusieurs variétés d'animaux, et, au mois de mai de la même année, nous déposions sur le bureau de l'Académie des sciences un pli cacheté sur ce sujet.

Le 11 juin 1883 nous faisions part à la même Académie, dans une note que nous avons reproduite au commencement de ce travail, des résultats de nos recherches sur le microparasite de la rage.

Les observations que nous avions faites étaient cependant peu favorisées par le matériel dont nous disposions alors, et, en particulier, par le manque d'objectifs puissants. Néanmoins, aujourd'hui que nous avons pu observer avec des instruments perfectionnés, nous maintenons les termes de notre communication du 11 juin 1883 dans ce qu'ils ont d'essentiel : Le microbe de la rage existe, et il est très vraisemblablement représenté par les éléments en forme de micrococcus que j'ai signalés comme existant exclusivement chez les animaux morts de rage.

Je ne rectifierai qu'un seul point, c'est celui qui a trait au prolongement ciliaire. L'emploi de puissants grossissements (objectif 15 de Verick) m'a permis de reconnaître que ce prolongement est dû à la présence d'une granulation plus petite, semblant bourgeonner sur le micrococcus ordinaire. Lorsque deux très petites granulations se trouvent entre deux microcoques on peut, avec un grossissement relativement faible, les prendre pour un filament reliant ces derniers.

Aujourd'hui que nous avons fait au moins quatre cents autopsies d'animaux rabiques, et l'examen comparatif de la substance cérébrale chez plus de cent animaux, nous pouvons parler avec une certaine confiance et affirmer (autant que cela se peut d'un microbe qu'on n'a pas encore isolé ni reproduit par la culture *in vitro*) que nous sommes bien en présence du microbe de la rage. Comment pourrait-on nous accuser d'être téméraire dans notre affirmation? Voici deux animaux, par exemple deux rats, de la même portée : à l'un nous inoculons la rage à la lancette ou par un autre procédé quelconque, son frère servira de témoin. Au bout de dix ou douze jours, au moment où l'inoculé n'a plus qu'un souffle, nous mettons fin à son agonie, et nous sacrifions en même temps son frère en pleine santé. Nous faisons vingt préparations de la substance cérébrale de l'un et de l'autre, et constamment nous trouvons chez le malade des éléments ayant tous les caractères des microphytes, tandis que nous ne trouvons chez l'autre rien de semblable, et ainsi autant de fois qu'on peut l'imaginer. C'est une expérience que nous avons faite (1) récemment, dans une leçon publique au Muséum d'histoire naturelle, dans laquelle M. le professeur Bouley a bien voulu me céder la parole pour faire cette démonstration. Les auditeurs les moins exercés aux examens microscopiques ont été frappés de la netteté du fait.

(1) 8 juillet 1884.

Mais vous ne pouvez le cultiver, ce microbe, objectera-t-on? Nous répondrons que, parmi les microbes, ceux que l'on cultive sont, à beaucoup près, moins nombreux que ceux qu'on ne cultive pas, et puis, rien ne prouve qu'on ne puisse les cultiver jamais. A-t-on des doutes sur la nature du bâtonnet du charbon symptomatique? Nous ne le croyons pas. L'a-t-on cultivé? Pas davantage. Et ainsi de beaucoup d'autres.

On pourrait formuler une objection bien plus sérieuse sur la nature de cet élément (non sur son existence : elle est incontestable), c'est de n'avoir pas encore été mise en évidence par les agents colorants employés d'habitude dans ces sortes de recherches.

J'ai dit que les couleurs d'aniline se fixent sur ce microbe ; le fait est exact, mais elles s'y fixent très faiblement et tant que la dessiccation n'est pas arrivée. Dès qu'une pièce a été desséchée comme sur la préparation en couches minces sur lamelles, les micrococcus de la rage se détruisent ou du moins ne se laissent pas colorer. Il en est de même pour les coupes des pièces durcies par l'alcool.

Nous avons tenté, non pas de mille manières, mais bien plus, de colorer ce micrococcus à l'instar de ses congénères, sans y réussir. Nous avons essayé toutes les couleurs employées en histologie : en solutions alcooliques, aqueuses, alcalines ou acides, mélangées, à froid, à chaud, avec ou sans action préalable de l'acide osmique, en solution dans le chloroforme, l'éther, etc., en combinaison comme le liquide d'Ehrlich, en combinaison encore avec différents composés comme l'iode, le brome, le chlore, etc., etc., véritable alphabet dont les lettres sont bien plus nombreuses que dans celui de Cadmus! Nous ne sommes parvenu à aucun résultat satisfaisant.

Cette particularité est un détail bizarre de plus dans cette singulière maladie qu'on appelle la rage. Du reste, ce n'est pas le seul microbe réfractaire aux colorants histo-chimiques :

celui du tubercule ne se laisse pénétrer que par un très petit nombre de ces réactifs. La tuberculose zooglœique décrite par MM. Mallassez et Vignal nous fournit un exemple du même ordre. Nous avons vu, sans préparation préalable, des petits microbes en forme de bâtonnets dans du pus provenant d'un tout petit abcès dentaire chronique, et il nous a été également impossible de les colorer avec diverses couleurs d'aniline.

Si l'on devait se baser sur ces différents caractères qui sortent évidemment de la ligne ordinaire pour contester la matière parasitaire de cette granulation spécifique, il faudrait alors nier l'existence de tout microbe de la rage, puisque dans une moitié de bulbe dont l'autre moitié donne cette maladie par inoculation, on ne colore ni ne cultive rien qui ressemble à un microbe. La rage serait donc une maladie contagieuse d'une matière pour ainsi dire unique, puisque dans la plupart des maladies endémiques, épidémiques ou contagieuses on a découvert un microbe... et quelquefois plusieurs.

Pour mettre en complète évidence le microbe de la rage, il faut prendre, sur un chien mort de cette affection, la surface des circonvolutions si l'animal a présenté surtout des symptômes de fureur, la moelle épinière entre les deux renflements si la paraplégie a débuté de bonne heure, et dans tous les cas le bulbe rachidien.

Il est encore préférable d'inoculer un jeune rat ou une petite souris, à l'aide de l'aiguille de la seringue de Pravaz glissée obliquement sous les os du crâne ou dans l'œil. L'incubation, de courte durée en réalité, est chez cet animal relativement plus longue que chez les animaux de grosse taille, puisque la quantité de matière cérébrale que le microbe doit envahir est considérablement moins grande. Le cerveau se trouve véritablement farci de microcoques. Nous en avons trouvé toujours de grandes quantités dans les parcelles de substance nerveuse que nous avons excisées sur les poules et les pigeons inoculés de la rage, surtout quand il se manifestait un certain degré de paralysie, et lorsque nous avons prélevé sur le même animal un fragment de cervelle après un certain temps, nous avons, par le seul examen microscopique de cette substance, pu affirmer que l'animal était guéri et prédire que l'inoculation pratiquée à des petits mammifères resterait sans effet. Ce fait s'est constamment trouvé vérifié.

Lorsqu'on prend simultanément une parcelle de substance cérébrale sur un rat mort récemment à la suite de l'inoculation de la rage et, dans un point correspondant, sur un rat du même âge, mais sain, si l'on se contente d'écraser entre deux lames de verre ce fragment nerveux pour le porter sous le microscope, il faut un œil très exercé pour trouver une différence entre les deux substances. C'est tout au plus si l'on distingue dans la préparation pathologique une certaine prépondérance d'éléments granuleux incommensurables par leur petitesse quand ils sont isolés, et à peine visibles avec les plus forts grossissements ; on les voit amassés surtout autour des vaisseaux, dans leur gaine lymphatique. Ces éléments granuleux ne sont nullement des microphytes, on les retrouve dans la substance nerveuse des animaux morts du charbon ou de septicémie ; ils paraissent être le produit d'une dégénérescence morbide. Outre ces amas d'éléments granuleux, on rencontre quelques granulations brillantes plus volumineuses, mais il faut beaucoup d'attention pour les distinguer, car elles se confondent dans l'amas inextricable des éléments disparates qui entrent dans la structure du tissu nerveux ; l'œil ne perçoit rien qui le frappe ; la préparation semble uniforme. C'est donc un mauvais moyen d'observation. Si l'on veut s'en convaincre on n'a qu'à examiner de la même façon de la substance nerveuse en voie de putréfaction : on n'y découvre pas grand' chose, sauf les microbes mobiles ; si on vient à user du procédé que nous indiquons plus loin ou si on colore les préparations, on voit apparaître tout un monde qui avait échappé de prime abord à l'œil de l'observateur.

Mais les résultats sont bien différents si l'on a recours au procédé suivant, qui, pour être d'une grande simplicité, n'en possède pas moins une efficacité capable de lever tous les doutes :

1° *Il faut mettre la substance nerveuse à examiner dans un petit verre à expérience bien propre, flambé, et la broyer avec une baguette de verre également très propre.*

2° *Après avoir fait une sorte de bouillie avec la substance à examiner, verser dans le verre à expérience un volume d'eau deux ou trois fois supérieur au volume de la substance nerveuse. Cette eau doit être distillée, bouillie et filtrée sur un filtre mouillé avec la même eau. On agite le mélange avec la baguette de verre.*

3° *Au bout de quelques minutes, quand l'eau a bien agi sur les éléments nerveux, on prend avec l'extrémité de la baguette de verre une gouttelette de la dissolution et on la porte, entre une lamelle de verre mince et la lame porte-objet, sous le microscope muni d'un objectif grossissant de* 800 *à* 1500 *diamètres. L'examen doit être fait de jour par une belle lumière, limitée par un diaphragme de dimension moyenne.*

Si l'examen porte tout d'abord sur la substance saine, on voit une préparation translucide et terne, constituée par un liquide tenant en suspension une foule de cellules plus ou moins volumineuses à contours beaucoup plus saillants que le centre, granuleuses et pâles. La figure est sillonnée dans quelques points par des fibres également pâles, en nombre variable. Aux endroits où les éléments figurés sont rares, dans le liquide de la dilution, on aperçoit des petits corpuscules granuleux sans réfringence, de dimensions extrêmement exiguës et animés de mouvements browniens très actifs. Ajoutons quelques globules sanguins en partie décolorés, des leucocytes, altérés par l'eau, de rares gouttelettes graisseuses bien reconnaissables, quelques granulations pigmentaires, et nous aurons la liste complète des objets qui peuvent dans de rares endroits ressortir sur cette préparation terne, pâle, transparente et uniforme. (V. fig. I.)

Bien différent est l'aspect de l'image donnée par la préparation de la matière rabique. On y voit d'abord ce que nous venons d'énumérer dans la description qui précède ; mais de plus, on est frappé de suite par la présence d'une quantité de petites granulations très réfringentes, immobiles là où elles sont emprisonnées dans la substance incomplètement diluée mais éclaircie par l'eau, et très mobiles dans les points où le liquide prédomine.

Ces granulations sont visibles, même avec des grossissements relativement faibles, par exemple 5 à 600 diamètres, mais pour bien les observer il faut employer de bons objectifs à immersion (obj. 10, 12 et 15 et oc. I et II de Vérick). Elles se présentent tout à fait sous l'aspect bien connu des micro-organismes, leur réfringence est considérable : elles scintillent véritablement sur le champ de la préparation et, si l'on fait varier l'objectif, on les voit sous forme de points noirs au milieu des autres éléments qui conservent leur teinte pâle. La plus grande partie de ces microcoques sont à peu près d'égal volume (de 3 à 5 dixièmes de μ), d'autres sont un peu plus volumineux ou plus petits. Sur un nombre plus ou moins considérable de ces microphytes, on peut saisir leur système de pullulation : une granulation plus petite de beaucoup, se voit accolée et semble bourgeonner sur une granulation plus volumineuse à la manière de la levure de bière ; c'est cette disposition qui, sous un grossissement insuffisant, donne au microphyte l'aspect d'une cellule ciliée ou en tête de clou. (V. fig. II.) Un grand nombre de ces microbes sont oviformes ou allongés comme les cellules de la levure de bière ; quel-

MATIÈRE CÉRÉBRALE SAINE [illegible]

Fig. 1

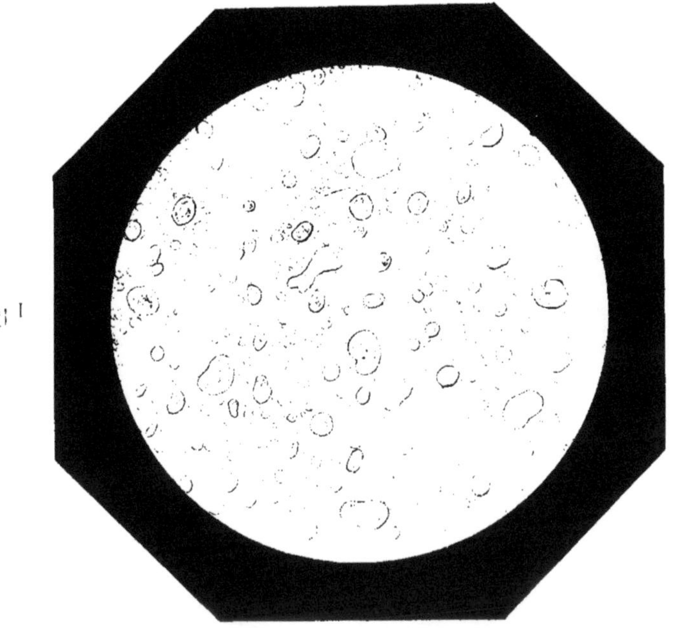

Fig. 2

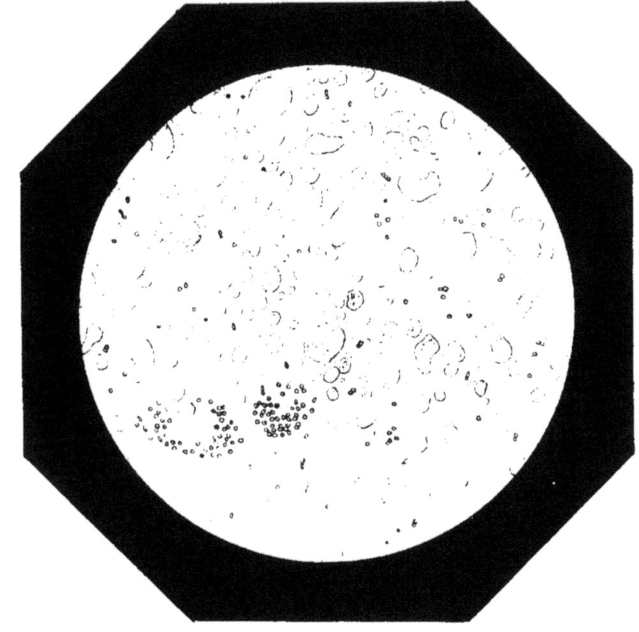

MATIÈRE CÉRÉBRALE RABIQUE DILUÉE

ques-uns s'allongent sous forme de courts bâtonnets, mais c'est le petit nombre.

Nos recherches sur l'anatomie pathologique de la rage ont été soumises à l'appréciation de l'un de nos maîtres, dont on ne contestera pas la compétence en ces matières, à M. le professeur Cornil, qui a bien voulu, comme nous l'avons déjà dit, nous donner l'hospitalité dans son laboratoire. M. Cornil a nettement constaté la différence des deux préparations, l'une prise sur un petit rat sain, l'autre faite avec la substance nerveuse d'un rat de la même portée inoculé de la rage onze jours auparavant.

Après la dilution subie par la substance nerveuse, il n'est pas surprenant de voir ces microphytes répartis un peu partout, mais on les rencontre néanmoins en amas plus ou moins considérables en certains points de la préparation.

Les deux figures de la planche ci-jointe ont été dessinées d'après nature sur deux préparations, l'une de substance saine, l'autre de substance morbide à qui on fit subir un traitement identique, avec la même eau, par M. Karmanski, artiste distingué bien connu pour sa compétence en dessins micrographiques. Je n'ai pas eu besoin d'insister sur la différence des deux images, M. Karmanski l'a saisie à première vue. Du reste, cette différence est rendue tellement sensible par la réfringence sur un fond terne de ces cellules, tantôt scintillantes et tantôt noires, suivant le mouvement vertical de l'objectif, qu'une personne étrangère aux examens microscopiques peut la distinguer fort bien et... « sans complaisance », pour employer l'expression de mon cher maître, le professeur Bouley.

Malgré la constance des résultats dans les examens comparatifs que nous avons faits, nous avons voulu, pour asseoir notre conviction, procéder à différentes expériences de contrôle.

Ainsi nous avons inoculé plusieurs animaux dans l'*œil droit* (voir les obs. I, II et III). Après la mort, nous avons constaté d'une façon constante que les microphytes étaient incomparablement plus nombreux dans le nerf optique droit et dans la partie correspondante du cerveau que du côté opposé.

Dans une autre expérience, le 9 avril 1884, nous avons, par ponction des os du crâne avec l'aiguille de Pravaz, inoculé une demi-goutte de virus dilué à cinq jeunes rats, et, au bout de six jours, nous en avons sacrifié un : l'examen de vingt-cinq préparations portant sur toute la masse cérébrale nous fit découvrir un nombre de micrococcus déjà notable, mais beaucoup moins grand que d'habitude.

Le septième jour, un autre sujet fut sacrifié ; le nombre des éléments parasitaires s'était sensiblement accru.

Le huitième jour, les survivants étaient paralysés ; l'examen démontra encore une augmentation du microbe sur les jours précédents.

Même résultat pour le rat sacrifié le neuvième jour.

Le cinquième sujet, qui mourut spontanément le onzième jour, avait vingt fois plus de microbes que le premier, sacrifié au bout de six jours.

Cette expérience nous semble tout à fait concluante.

Les granulations rabiques contenues dans le liquide céphalo-rachidien sont, en général, beaucoup plus rares que dans les points du système nerveux cérébro-spinal qui en contiennent le moins. Cependant, dans quelques cas, nous en avons trouvé en certaine abondance ; peut-être provenaient-elles du suintement qui s'opère après la coupe nécessaire pour mettre les ventricules à découvert ? Ce liquide œdémateux, parfois assez abondant dans les cerveaux rabiques, se mélange avec le liquide ventriculaire auquel il apporte alors une quantité plus ou moins grande de microbes. Là se trouve sans doute l'explication de leur présence dans le liquide des cavités ventriculaires.

Lorsqu'on procède à l'examen du cerveau d'animaux dont la masse cérébrale est plus importante, il est préférable d'en broyer dans un verre plusieurs fragments pris sur différents points du cerveau et du bulbe. Après avoir mélangé cette substance avec trois fois son volume d'eau distillée, on décante dans une éprouvette pour abandonner les débris volumineux, puis on plonge l'éprouvette dans la glace pour empêcher tout commencement de fermentation; au bout d'une heure, on prend, à l'aide d'une pipette, une goutte du liquide au fond de l'éprouvette et on examine.

Les recherches que nous avons faites sur la bave ne nous ont pas donné tout d'abord des résultats bien satisfaisants. La salive recueillie sur plusieurs chiens et chats enragés ne différait guère de la salive des chiens et chats sains. Toutes deux renfermaient des éléments variés : micrococci, bacilles en 8, bâtonnets mobiles et immobiles, granulations abondantes, les unes réfringentes, les autres pâles. Nous avons modifié notre manière de recueillir la bave, et nous en avons provoqué la sécrétion. Nous avons pris un chat sain à jeun et, après lui avoir lavé la bouche au moyen d'irrigations d'eau distillée bouillie et filtrée, nous lui avons pratiqué une injection sous-cutanée d'une solution de 1 centigramme de pilocarpine. La salivation ne tarda pas à se produire ; nous laissâmes couler les premières parties de la salive, et nous recueillîmes quelques centimètres cubes de celle qui suivit.

L'éprouvette contenant cette salive fut plongée dans le récipient de l'appareil à glace, réglé à 0°, pendant deux heures, pour laisser déposer les éléments figurés au fond du liquide. Au bout de ce temps, une goutte du dépôt fut puisée au moyen d'une pipette et examinée au microscope (oc. 1, obj. 15 Verick). Cet examen nous fit constater la présence de quelques cellules d'épithélium, d'un certain nombre de grosses cellules granuleuses, de cellules plus petites, du volume des micrococci, mais ne présentant pas la réfringence remarquable de ceux de la rage, et animées de mouvements browniens.

Le 27 décembre 1883, nous fîmes une observation semblable sur un chat inoculé de la rage le 19 du même mois. Il avait déjà un commencement de paralysie et ne mangeait presque plus.

L'examen microscopique, précédé des mêmes préliminaires que dans l'expérience première, nous fit reconnaître les mêmes éléments que dans la salive saine, plus quelques petits cristaux rhomboédriques allongés, légèrement teintés, que nous nous contenterons de signaler en passant. Enfin, on pouvait reconnaître une quantité assez notable de beaux microphytes brillants, en tout semblables à ceux de la substance cérébrale mais accompagnés de micrococci semblables, de volume beaucoup plus faible, fixés sur les précédents ou libres.

L'inoculation dermique de cette salive à un cobaye lui communiqua la rage (v. l'obs. IX).

Bien entendu, dans cette expérience, nous nous étions entouré de toutes les précautions nécessitées par une entreprise aussi périlleuse. Le chat avait été comprimé entre les deux grilles d'une cage de sûreté, construite dans ce but, sur nos indications. Nous nous étions recouvert le visage et les mains pour lui injecter de l'eau dans la bouche. Néanmoins, l'animal rendu plus furieux par ces manœuvres poussait des cris épouvantables, et, au moment où nous lui faisions l'injection sous-cutanée à l'une des pattes antérieures, il réussit, avec sa patte restée libre, à nous donner sur la partie palmaire du poignet un coup de griffe d'où résulta une légère entaille que nous nous empressâmes de cautériser avec une solution alcoolique saturée de bichlorure mercurique. Cette cautérisation n'était pas inutile, car la bave s'écoulait sur les pattes, sur le fond de la cage, et les griffes de l'animal en étaient imprégnées.

Nous pensons que l'exposé des faits qui précèdent suffira à

fixer l'opinion au sujet du microbe de la rage. S'il pouvait encore rester un doute dans l'esprit, il serait facile, avec le procédé que nous indiquons, de contrôler notre description et de constater l'exactitude de nos observations.

§ V.

CONSERVATION DU VIRUS RABIQUE PAR LE FROID.

Sous l'influence du froid, le cerveau d'un animal mort de rage peut conserver sa virulence pendant une période d'au moins trente-deux jours. Nous avons, le premier, démontré ce fait qui a été communiqué à la Société de biologie, le 23 février 1884 (1). Nos expériences sur ce point sont en concordance avec celles que M. Pasteur a fait connaître depuis à l'Académie des sciences et de médecine.

Au delà de ce délai de trente-deux jours, le virus rabique ne semble pas conserver sa virulence, si nous nous en rapportons à l'expérience où l'on voit l'inoculation de matière nerveuse rabique scellée dans un tube de verre ne produire aucun effet après deux mois de réfrigération modérée (—5° environ).

Lorsque le virus refroidi reste en contact avec l'air extérieur tamisé, sa virulence diminue d'abord et s'éteint beaucoup plus vite que celle du virus abrité dans un tube scellé à la lampe.

Expérience XIV.

Virulence rabique conservée pendant trente-deux jours, au moyen du froid, dans la substance cérébrale.

Le 9 décembre 1883. La cervelle d'un rat mort de rage est diluée dans de l'eau distillée stérilisée et enfermée dans des tubes qu'on scelle à la lampe.

(1) Recherches expérimentales sur la rage, par Paul Gibier. Soc. biol., 23 février 1884.

Le 10 janvier 1884. La substance conservée est inoculée à trois rats et à un cobaye.

Le 16. Paralysie du cobaye.

Le 17. Paralysie des trois rats.

Le 18. Mort du cobaye.

Le 19. Aggravation des symptômes chez les trois rats.

Le 20. Mort des trois rats. L'un est trouvé mort le matin à 7 h. 1/2, un autre meurt à 11 heures du matin, le troisième meurt à 6 heures du soir.

Le virus fut transporté de ces animaux à une suite d'autres sujets d'expériences.

Expérience XV.

Extinction de la virulence le trente-septième jour dans du liquide laissé en contact avec l'air tamisé et maintenu à une température de — 5°.

1er mai 1884. Inoculé deux rats et un cobaye avec ce virus conservé, comme il est dit plus haut, depuis le 27 mars.

1er juin. Animaux inoculés bien portants.

Expérience XVI.

Extinction de la virulence au bout de deux mois dans du liquide conservé par un froid de — 5° à l'abri de l'air.

1er mai. Inoculé deux rats et un cobaye avec ce virus conservé depuis le 1er mars en tube de verre scellé à la lampe et plongé dans le récipient de l'appareil à glace maintenu à — 5°.

1er juin. Les animaux inoculés sont bien portants.

Dans une autre série d'expériences, nous avons constaté que le virus desséché perd son action très rapidement, soit qu'il soit conservé en tubes fermés et vides d'air, soit qu'il soit laissé en contact avec ce fluide.

DEUXIÈME PARTIE.

Recherches expérimentales sur la rage des oiseaux.

Jusqu'au jour où nous avons abordé l'étude de la rage des oiseaux, ou tout au moins de certains oiseaux (poules et pigeons), la science était loin d'être fixée sur le point de savoir si ces animaux contractent cette maladie.

Un certain nombre d'expérimentateurs ont tenté l'inoculation du virus rabique sur des oiseaux domestiques et, comme ils n'ont remarqué rien d'insolite, ils en ont conclu que l'inoculation n'avait été suivie d'aucun effet et que la rage n'avait aucune prise sur les oiseaux. Renault ne vit pas réussir ses inoculations (1). M. Galtier (2) n'a « jamais réussi à transmettre la rage à la poule. ».

Cependant certains observateurs ont décrit une rage de la poule, du canard se manifestant dans une première période par des hallucinations, une sorte de fureur et une attitude agressive. Dans une deuxième période se manifesteraient de la paralysie et la mort.

(1) Renault. Inoc. de la rage des herbivores, 1846. Rapports et expér. sur la rage, in Recueil de méd. vétér. de 1846 à 1863.

(2) V. Galtier. Traité des maladies contagieuses et de la police sanitaire des animaux domestiques, 1880.

Cette symptomatologie nous paraît calquée un peu trop fidèlement sur celle des mammifères en général et du chien en particulier, et nous doutons qu'elle se rapporte à la rage des poules. Quant à nous, nous n'avons jamais observé ces signes de fureur, et la mort est une terminaison trop exceptionnelle de la rage chez les oiseaux, comme nous allons l'établir, pour avoir été observée aussi communément que semblent l'admettre certains auteurs comme M. Galtier qui, cependant, « n'a encore jamais réussi à transmettre la rage à la poule », comme il l'écrit dans son ouvrage (1).

D'après une communication lue à l'Académie des sciences, le 25 février 1884, par M. Pasteur, les poules contracteraient tantôt la rage et tantôt ne la contracteraient pas ; elles mourraient souvent au bout de quarante jours après s'être remises une première fois.

Le même jour nous présentions à la même Académie, par l'intermédiaire de M. le professeur Bouley, une note qui n'avait pu être présentée huit jours auparavant, parce que la séance fut aussitôt levée qu'ouverte, par suite du décès d'un membre de l'Académie (2). Cette note était ainsi libellée :

Recherches expérimentales sur la rage :
1° les oiseaux contractent la rage ; 2° ils guérissent spontanément (3).

« Malgré quelques cas rapportés dans la science, on n'admet pas aujourd'hui que les oiseaux puissent contracter la rage.

« Si l'on s'en tient à l'observation superficielle des phénomènes, l'inoculation de la rage chez les oiseaux ne paraît être

(1) Galtier. Loc. cit.
(2) M. Dumoncel.
(3) Travail du laboratoire de Pathologie comparée du Muséum de Paris.

suivie d'aucun résultat fâcheux pour ceux-ci ; c'est à peine si, une ou deux semaines après l'opération, ces animaux présentent quelques symptômes anormaux ; souvent ils n'offrent rien d'appréciable. Cependant, il m'est arrivé d'observer, parmi les oiseaux que j'ai inoculés, une poule qui fut atteinte, quinze jours après l'inoculation, d'une paralysie ou plutôt d'une parésie des membres inférieurs et des muscles extenseurs du cou. Lorsqu'on la mettait hors de sa cage et qu'on l'effrayait, cette poule cherchait à se sauver, mais ne pouvait se tenir sur ses pattes, devenues presque inertes, et se traînait sur le sol en s'aidant des ailes. Dans sa cage, elle demeurait immobile et semblait ne pas pouvoir supporter sa tête, qu'elle laissait tomber lentement en avant jusqu'à ce que son bec eût rencontré le sol. A ce moment, elle relevait brusquement la tête pour la laisser retomber sans cesse. Ces symptômes persistèrent pendant plusieurs jours ; cette poule ne prenait qu'une quantité insuffisante d'aliments et je m'attendais à la voir mourir lorsqu'un matin, en entrant au laboratoire, je la trouvai guérie de sa paralysie et en train de manger. Elle continua à vivre.

« Ce fait m'inspira l'idée que les oiseaux contractent peut-être la rage, mais que, en raison de l'insensibilité relative bien connue de leur système cérébro-spinal, ou par une autre cause à rechercher, le microbe de la rage peut évoluer, subir toutes ses phases dans la substance nerveuse de ces animaux et être éliminé avant d'avoir produit des troubles incompatibles avec la vie. Une de mes poules en expérience s'était donc montrée plus sensible que les autres et avait été frappée de paralysie.

« Voilà l'hypothèse, voici les faits :

« J'inoculai, à l'aide d'une seringue de Pravaz, à travers les parois du crâne, un coq et un pigeon avec une goutte d'eau distillée fraîchement bouillie, tenant en suspension de la matière cérébrale rabique. Les symptômes pathologiques qui suivirent cette inoculation furent peu accentués, surtout chez le coq, et ils auraient pu passer inaperçus pour un œil non prévenu.

« Au bout de douze jours, après avoir fait une incision sur le crâne du pigeon, j'enlevai, à l'aide du scalpel, une petite lame osseuse et j'incisai un fragment du lobe cérébral droit de la grosseur d'une lentille. L'examen microscopique de la portion excisée m'y fit constater l'existence du micrococcus que j'ai signalé et décrit dans ma communication du mois de juin 1883. Bien que, dès ce moment, je n'eusse aucun doute sur l'existence de la rage chez ce pigeon, le petit fragment de substance nerveuse fut délayé et inoculé à trois rats. Le rat présente un ensemble symptomatique tellement spécial, tellement caractéristique, que je n'hésite pas à considérer cet animal comme un véritable réactif pour l'étude de la rage.

« Les trois rats inoculés de cette façon périrent de la rage, l'un (le plus jeune) au bout de dix jours, les deux autres le onzième jour. Ces animaux servirent à inoculer quatre autres sujets qui présentèrent les mêmes symptômes et moururent.

« Au bout de vingt jours, j'inoculai trois rats et un cochon d'Inde avec une parcelle du cerveau du coq obtenue par le même procédé. L'examen microscopique y démontra l'existence du même microbe que chez le pigeon, mais plus abondant et disposé en certains points par groupes de dix à quinze granulations. Les rats inoculés périrent avec les mêmes signes et dans les mêmes délais que les précédents et que tous les rats inoculés par moi de la rage, et dont le nombre s'élève aujourd'hui à près de deux cents. Le cochon d'Inde mourut le treizième jour, après avoir présenté des troubles semblables à ceux des rats (1).

(1) Ces animaux ont également servi à donner la rage à d'autres sujets d'expérience.

« Quant aux volatiles auxquels j'ai fait subir ces opérations, leur santé ne s'en est pas trouvé altérée ; ils vivent encore et vont me servir à déterminer le moment où la virulence disparaîtra de leur cerveau, c'est-à-dire où ils seront guéris de la rage. J'ai pu constater déjà que la virulence était éteinte vingt-huit jours après l'inoculation, chez le pigeon qui a servi dans la première expérience citée plus haut.

« J'aurai à rechercher encore si les oiseaux peuvent contracter encore une fois la rage, si cette maladie peut être transmise de l'oiseau à l'oiseau, et quelles modifications peut apporter au virus l'acclimatement chez ces animaux, etc.

« Les observations détaillées de ces expériences seront publiées prochainement dans un Mémoire que j'aurai l'honneur de soumettre à l'Académie.

« Ainsi donc, voilà des expériences qui témoignent qu'une maladie jusqu'à présent réputée incurable peut guérir spontanément chez une classe d'animaux. N'a-t-on pas le droit d'espérer que, si l'on parvient à saisir le déterminisme de ce fait, dont on comprendra toute l'importance, on ne soit conduit un jour à une thérapeutique rationnelle de la rage et à sa guérison? C'est une induction qui me paraît légitime. »

(25 février 1884.)

Qu'on veuille bien nous permettre de faire remarquer à la suite de cette note que nous avons posé en principe les deux points suivants:

1° *Les oiseaux contractent la rage ;*

2° *Ils guérissent spontanément.*

Il nous reste à faire la démonstration de ce principe en citant textuellement les faits observés jour par jour tels qu'ils sont relatés sur notre livre d'observations.

Notons encore que nous avons promis de rechercher :

1° *Si les oiseaux peuvent contracter plusieurs fois la rage ;*

2° *Si cette maladie peut être transmise de l'oiseau à l'oiseau ;*

3° *Si l'acclimatement chez ces animaux amène des modifications dans l'intensité du virus rabique.*

Nous allons passer tous ces différents points en revue et exposer les résultats de nos expériences. Mais nous déclarons, dès maintenant, que nous maintenons nos conclusions primitives. Tout en admettant que dans certaines conditions les oiseaux puissent périr de la rage, nous continuons à croire qu'ils contractent toujours cette maladie et qu'ils peuvent guérir spontanément dans la plupart des cas.

§ I.

LES OISEAUX CONTRACTENT LA RAGE ; ILS GUÉRISSENT SPONTANÉMENT.

Nous venons de voir dans la note qui précède le résultat de deux observations qui pourraient suffire à elles seules à établir ces deux faits, à savoir que les oiseaux peuvent devenir enragés et qu'ils peuvent guérir spontanément. C'est une constatation qui nous semble intéressante au point de vue de la pathologie pure, et qui peut autoriser quelques espérances au point de vue de la thérapeutique, car si un jour on vient à déterminer les conditions organiques qui font que chez les oiseaux la rage est compatible avec la vie, peut-être la thérapeutique pourra-t-elle s'inspirer de ces notions pour instituer un traitement pour les animaux chez qui la maladie est mortelle dans l'immense majorité des cas.

Nous avons déjà commencé à faire des recherches dans ce sens en prenant pour guide les faits connus dans la physiologie du sang des oiseaux et de leur système nerveux. Nous exposerons quelques-unes de ces études thérapeutiques à la fin de notre travail.

Nous ne voulons pas grossir ce mémoire à dessein ; aussi bien, pour prouver les propositions qui sont écrites en tête du présent chapitre, nous voulons seulement transcrire les notes recueillies au cours même des expériences qui nous ont démontré les faits avancés par nous dans la note qui précède.

Expérience XVII.

Inoculation du virus rabique à deux poules, à deux pigeons et à trois rats. Mort des trois rats avec les symptômes habituels de la rage. Aucun symptôme chez les oiseaux inoculés.

L'opération fut pratiquée le 19 juillet 1883.

Le 27 juillet. Les trois rats commencent à osciller en marchant, surtout du train postérieur. Les oiseaux n'ont rien d'insolite.

Le 28. Paralysie commence chez les trois rats. Rien d'appréciable chez les oiseaux.

Le 29. Les trois rats sont complètement paralysés. Aucun des quatre oiseaux ne présente de symptôme anormal.

Le 30. Un des rats est trouvé mort.

Le 31. Mort des deux derniers rats. Rien chez les oiseaux.

15 février 1884. Les poules et pigeons inoculés le 19 juillet 1883 vivent toujours, ils n'ont jamais présenté de phénomènes pouvant se rattacher à la rage. Sauf un pigeon, ces animaux sont utilisés pour d'autres expériences.

Nous reconnaissons que cette expérience ne prouve pas que les oiseaux qui en sont l'objet aient eu la rage ; mais étant donné ce qui va suivre, il y a cependant de grandes présomptions pour qu'ils aient eu une rage latente.

Expérience XVIII.

Inoculation de la rage à une poule, suivie de paralysie grave. Guérison spontanée.

16 octobre 1883. Une poule est inoculée par injection intracrânienne d'une goutte d'eau distillée stérilisée, tenant en suspension de la matière cérébrale délayée provenant d'un chien mort de rage des rues. Un des pigeons, inoculé une première fois le 19 juillet précédent, est inoculé une deuxième fois avec la même substance ainsi que huit rats.

2 novembre. La poule est très nettement paralysée. A partir de ce jour jusqu'au 10 novembre, cette poule présenta les symptômes que nous avons décrits dans la note communiquée à l'Académie des sciences, le 25 février 1884, dans le passage dont elle est l'objet. Nous n'y reviendrons pas.

10 novembre. Elle commence à mieux se tenir. Le mieux s'accentue les jours suivants.

Le 15. Guérison complète, qui ne s'est pas démentie depuis.

Le pigeon ne présente rien de particulier non plus qu'une autre fois après une troisième inoculation.

Les huits rats inoculés le même jour, avec le même virus, périrent dans les délais ordinaires après avoir présenté les signes caractéristiques de la rage chez le rat.

Les réflexions que nous inspira le fait précédent nous engagèrent à poursuivre les inoculations sur les poules et les pigeons, et nous fîmes les deux expériences suivantes qui sont particulièrement intéressantes; elles prouvent sans réplique : 1° que le coq et le pigeon ont servi de milieu de culture au microbe de la rage, et 2° qu'ils s'en sont débarrassés complètement, c'est-à-dire qu'ils ont guéri.

Expérience XIX.

Inoculation de la rage à un coq. Transmission de cette maladie du coq à des mammifères qui en meurent. Guérison du coq.

20 janvier 1884. Un coq robuste est inoculé avec du virus rabique

provenant d'un rat inoculé le 10 avec de la matière cérébrale conservée pendant trente-deux jours au moyen du froid (v. exp. XIV).

5 février. Depuis son inoculation, le coq ne présente rien d'appréciable; il est peut-être un peu plus facile à effrayer.

Le 6 }
7 } Un peu d'agitation. L'animal cherche à se sauver de sa cage.
8 }

Le 9. Un fragment de la cervelle du coq est excisé, dilué dans de l'eau distillée stérilisée et la dilution est inoculée à trois rats et à un jeune cobaye. L'opération est entourée de précautions antiseptiques.

Le 10. Le coq va bien, il est vif, sa crête est rouge et il a chanté toute la journée sans altération de la voix.

La plaie résultant de l'opération se cicatrise parfaitement; l'animal opéré ne présenta aucun symptôme notable. Quant aux petits mammifères (rats et cobaye) inoculés, le 9 février, avec la parcelle de tissu nerveux excisée sur le coq, ils présentèrent les symptômes suivants:

Le 15. Les 3 rats mangent moins et se blottissent dans un coin de leur cage; hyperesthésie.

Le 16. Les 3 rats sont trémulants et l'un d'eux (le plus jeune) a de la paraplégie.

Le 17. Le cobaye va bien; mort du petit rat dont la paralysie a été signalée hier. Les autres sont paralysés.

Le 18. Les 2 rats survivants sont sans mouvements, ils ne réagissent plus quand on leur pince la queue ou les pattes. Le cobaye a du mal à se tenir sur les pattes de derrière: sa tête oscille comme dans la paralysie agitante; il y a de la polyurie.

Le 19. Le cobaye tremble à la manière des rats; ceux-ci n'ont plus que le souffle.

Le 20. Mort des rats; le cobaye est paralysé des quatre membres, et reste couché sur le côté.

Le 21. Mort du cobaye.

Le 5 mai. Un nouveau fragment du cerveau de ce coq fut excisé et inoculé comme ci-dessus à 1 rat et 2 cobayes (inoculation intracrânienne). Aucun des animaux inoculés avec le produit de cette nouvelle excision ne devint malade.

Au moment où nous écrivons ces lignes (24 juillet 1884), six mois après l'inoculation, ce coq est très vigoureux, il a engraissé et il chante toute la journée. Il se tient dans notre laboratoire à la disposition de toute personne qui désirerait l'examiner, ainsi que les autres oiseaux qui ont servi à nos expériences.

Expérience XX.

Inoculation de la rage à un pigeon. Transmission de cette maladie du pigeon à des mammifères qui en meurent. Guérison du pigeon non démentie au bout de six mois.

Cette expérience est à peu de choses près la répétition de la précédente.

20 janvier 1884. La même substance qui a servi à inoculer le coq est inoculée à un pigeon.

1er février. Rien de notable dans l'habitude extérieure du pigeon. Excision d'un fragment de son cerveau ; dilution de la matière excisée ; inoculation à trois rats.

Le 5. Changement d'allures chez les trois rats inoculés. (Agitation, excitation génésique, polyurie).

Le 6 / 7 } Les phénomènes d'excitation s'accentuent.

Le 8. Les 3 rats tremblent et marchent comme si leurs pattes étaient à ressort (symptôme ordinaire).

Le 9. Tous présentent la paralysie rabique.

Le 10. Aggravation de la paralysie, mort d'un des 3 rats.

Le 11. Mort des deux derniers rats.

Le pigeon est triste, ne se huche plus sur son perchoir ; il continue néanmoins à manger et à boire.

Le 17. Vingt-neuvième jour après l'inoculation. Un fragment du cerveau est excisé de nouveau sur le pigeon et inoculé à 3 rats et 2 cobayes. Ces animaux ne présentèrent rien d'anormal, et quatre mois après ils purent servir à de nouvelles expériences.

Aujourd'hui, plus de six mois après l'inoculation, le pigeon n'offre d'autre symptôme qu'une tendance à un repos apathique qui peut être mise sur le compte des opérations multiples qu'il a subies, car il a été opéré une troisième fois (v. exp. XXIII), et qui ont eu pour effet de le priver de près de la moitié de son cerveau.

Chez les deux oiseaux dont l'observation précède, nous avons constaté très nettement les microphytes rabiques ; nous avons signalé cette particularité dans notre note à l'Institut ; nous n'y reviendrons pas davantage.

Dans la note précitée, nous avons dit encore que les

mammifères inoculés avec les produits du coq et du pigeon avaient servi à inoculer la rage avec succès à d'autres mammifères.

Aujourd'hui que nous avons pu compléter en partie ces expériences, nous pouvons ajouter que la rage provenant des deux oiseaux dont on vient de lire l'histoire a été transmise par l'inoculation à plus de dix chiens, quinze lapins, autant de cobayes et à un nombre de rats que nous ne comptons plus, par l'intermédiaire des cobayes et des rats dont il est question.

Ainsi que nous le disions plus haut, il est évident que ces deux faits énergiquement positifs pourraient suffire à eux seuls à prouver cette double proposition, à savoir, que :

1° Les oiseaux contractent la rage ;

2° Qu'ils guérissent spontanément.

Mais nous n'avons pas voulu nous en tenir aux faits qui précèdent et nous avons poursuivi nos recherches sur trente poules, coqs et pigeons.

Nous pourrions sans profit reproduire ici, en les détaillant, toutes les observations de chacun de ces animaux.

Nous nous contenterons de noter les expériences ayant trait aux autres propositions, c'est-à-dire à la transmission de la rage de l'oiseau à l'oiseau et aux modifications subies par le virus rabique dans son passage, son acclimatement dans l'oiseau.

Qu'il nous suffise de dire que les faits observés dans les expériences n°s XIX et XX se sont répétés dans presque tous les cas avec la même fidélité. Nous disons dans presque tous les cas, car nous avons rencontré un pigeon qui fut réfractaire. L'inoculation de son cerveau à des petits mammifères ne produisit aucun symptôme.

Nous pûmes observer aussi un pigeon qui mourut le douzième jour après l'inoculation d'une quantité de virus augmentée à dessein (six fois plus considérable que pour les autres). Ce pigeon avait des convulsions et ne mangeait plus. On essaya de le gaver, mais l'opération ne réussit pas et il périt étouffé après une séance de gavage. Nous le verrons bientôt, chez les poules ce traitement réussit mieux que chez le pigeon, quand elles cessent de prendre leur nourriture.

Nous n'avons pas voulu nous en tenir à l'inoculation de la rage des oiseaux limitée aux petits mammifères et nous l'avons transportée directement sur le chien. L'observation suivante nous montre les effets de cette inoculation.

Expérience XXI.

Inoculation de la rage au coq. Transmission de cette maladie du coq à un rat, à deux cobayes et à un chien. Guérison du coq.

20 avril 1884. Trois coqs sont inoculés de la rage. L'observation de l'un deux (exp. XXII) se lira plus loin.

5 mai. Inoculation d'une parcelle de la substance cérébrale de l'un de ces coqs, comme il est dit ci-dessus à plusieurs mammifères, dont un chien. Tous ces animaux présentèrent les symptômes ordinaires de la rage.

Le chien qui avait été inoculé par mon procédé de térébration, après avoir eu plusieurs accès rabiques à partir du quatorzième jour qui suivit l'inoculation, mourut dans une dernière attaque convulsive le 23 mai suivant (dix-huitième jour), à 4 heures 30 de l'après-midi.

§ II

LES OISEAUX NE CONTRACTENT PAS DEUX FOIS LA RAGE.

A plusieurs reprises différentes, nous avons tenté sans succès de réinoculer la rage à des poules ou pigeons qui en avaient déjà été atteints, ce qu'avait prouvé l'inoculation de leur cerveau.

Afin de ne pas prolonger fastidieusement ce défilé d'observations, nous ne ferons entrer, à titre d'exemple dans le présent paragraphe, qu'un seul des cas auxquels nous faisons allusion.

Expérience XXII.

Inoculation comparative du cerveau de deux coqs, l'un ayant déjà subi une première inoculation rabique, l'autre non. — Les mammifères inoculés avec le cerveau du premier restent indemnes, les autres meurent de la rage.

20 avril. — Inoculation virulente à un coq déjà inoculé le 20 janvier (v. obs. de l'exp. XIX), et à un coq neuf.

5 mai. — Un fragment de cerveau est prélevé sur chacun des deux coqs.

L'examen microscopique comparatif des deux substances présentait un contraste frappant. Dans la préparation du premier : rien qui rappelât le microphyte rabique ; dans la matière cérébrale du second il n'y avait pour ainsi dire que cela. Aussi ce coq devint très rapidement paralysé ; il guérit néanmoins de sa paralysie.

Les deux dilutions de chaque fragment furent inoculées à différents mammifères. Dans le premier groupe, composé d'un rat et de deux jeunes cobayes, il n'y eut aucun cas de rage. Dans le second groupe composé d'un rat, deux cobayes et un chien, aucun sujet n'échappa aux fatals effets de l'inoculation.

Ces expériences témoigneraient donc que la rage est une maladie du genre infectieux au même titre que le charbon, la variole, la syphilis, etc., et qu'une première atteinte du contage surmontée, l'immunité est acquise pour les réinoculations subséquentes.

Dans les autres cas que nous avons observés, les oiseaux avaient présenté, après la première inoculation, des symptômes objectifs plus ou moins apparents, et dans un cas (chez une poule) une paralysie très grave. Lors de la deuxième inoculation, les sujets expérimentés n'eurent l'air de souffrir en aucune façon de la nouvelle opération. Du reste, les inoculations aux mammifères jugèrent complètement la question.

§ III

L'OISEAU PEUT CONTRACTER LA RAGE DE L'OISEAU.

Dans des questions du genre de celle dont nous traitons, la meilleure façon de prouver une proposition, c'est de l'appuyer sur des faits. En voici :

Expérience XXIII.

Inoculation rabique à un coq. Transmission de la maladie du coq à une poule et de ce dernier sujet à une autre poule. Preuves positives de l'inoculation par l'épreuve sur des mammifères.

20 avril. Inoculation intracrânienne de matière virulente à un coq que nous désignerons par la lettre A. (C'est un de ceux que nous avons déjà notés dans l'observation de l'expérience n° XXI.) Ce coq est maigre et a mauvaise apparence.

5 mai. Excision d'un fragment du lobe droit et inoculation à un rat, un cobaye et à *une poule* B. (Nous passons sur les détails.)

Le 13. Un rat inoculé avec cerveau du coq A est paralysé.

Le 14. Le cobaye inoculé avec cerveau du coq A a un commencement de paralysie *agitante*.

Le 15. Les symptômes s'accentuent.

Le 16. Mort du rat. Le cobaye est agité de convulsions; il mange encore.

Les 17-18. La paralysie du train postérieur devient complète chez le cobaye.

Le 19. État comateux.

Le 20. Mort. Le coq survit.

Le 22. Inoculation d'un rat, d'un cobaye et d'une poule C avec un fragment du cerveau de la poule B, inoculée le 5 mai. Inoculation par injection hypodermique du même virus sur deux chiens.

Le 29. Le rat et le cobaye, inoculés le 22 avec cerveau de la poule B, tremblent et commencent à être paralysés.

Le 31. Mort du cobaye (symptômes caractéristiques) inoculé avec le cerveau de la poule.

1er juin. Mort du rat inoculé avec le cerveau de la poule B (mêmes symptômes).

Le 8. Excision d'un fragment du cerveau de la *poule* C; inoculation de cette substance par térébration à un cobaye et à un rat et par incision à 2 cobayes.

Le 16. Le rat inoculé par cerveau de la poule C est paralysé depuis deux jours et il meurt à huit heures du soir.

Le 18. Après avoir eu les signes ordinaires, le cobaye, inoculé par térébration, meurt ce matin.

Le 21. Les deux cobayes inoculés par incision sur la peau du crâne, sont trouvés morts ce matin; ils ont présenté les mêmes signes que les autres ; plusieurs de ces mammifères ont servi à donner la rage à d'autres animaux.

Les oiseaux ont survécu à l'inoculation et à l'opération.

Quant aux modifications subies par le virus rabique en passant par l'organisme des oiseaux, nos observations sont trop peu nombreuses pour qu'il nous soit permis d'en tirer des conclusions définitives. Cependant, d'après les faits observés, il semble résulter du passage de la rage par le cerveau des oiseaux une augmentation de la virulence pour ceux-ci et une atténuation pour les gros mammifères, au moins pour les chiens.

Les poules et pigeons inoculés avec la substance nerveuse d'un animal rabique de même espèce ont des symptômes généralement plus graves, plus accusés, que lorsqu'ils sont directement soumis au virus provenant d'un mammifère, d'un chien, par exemple.

Expérience XXIV.

Le 22 mai 1884. Nous avons inoculé la substance nerveuse de la poule B, citée dans l'observation XXIII, à 1 cobaye et à un rat qui moururent avec les symptômes de la rage. Mais 2 chiens, inoculés en même temps, vivent encore aujourd'hui ; l'un d'eux a présenté un certain malaise pendant quelques jours, il a même eu des vomissements (du 15 au 22 juin).

Aujourd'hui il est revenu à un état de santé très satisfaisant, ainsi que son compagnon inoculé en même temps que lui. L'avenir nous apprendra si l'inoculation du cerveau de la poule contaminée avec un virus de provenance *avienne* peut servir pour le chien de *palladium* contre la rage.

Nous ne voulons pas terminer cette étude de la rage des oiseaux sans ajouter quelques mots au sujet de rares cas graves qui peuvent entraîner la mort des sujets expérimentés.

Nous avons remarqué d'une façon générale :

1° Que les oiseaux très jeunes ou très faibles, déjà anémiques, avaient plus de tendance aux accidents paralytiques et convulsifs ;

2° Qu'une quantité considérable de virus injectée dans une seule séance pouvait surmonter l'immunité dont les oiseaux paraissent avoir l'apanage, car tous les autres animaux à sang chaud succombent aux coups du virus rabique, si faible que soit la quantité de virus injecté ;

3° Nous avons dit plus haut que la rage transmise de l'oiseau à son congénère semblait avoir pour lui des effets plus violents que lorsqu'elle lui vient d'un mammifère ;

4° Nous avons fait encore cette observation que la virulence persiste beaucoup plus longtemps chez les oiseaux qui ont eu des manifestations graves.

Tandis que la virulence a disparu un mois environ après l'inoculation chez ceux qui n'ont pas de symptômes, elle peut persister pendant plus de deux mois chez les poules qui ont eu de la paralysie. Nous avons constaté le fait plus d'un mois après la guérison de la paralysie. Le virus, dans ce cas, transporté sur les mammifères, a produit beaucoup plus tardivement ses effets.

Mais une particularité fort intéressante, selon nous, c'est que, même dans les cas qui semblent désespérés, on peut guérir l'oiseau (la poule surtout) et le ramener d'un état voisin de la mort à la santé la plus parfaite. Dans trois cas, nous avons pour ainsi dire ressuscité un coq et deux poules.

Ces animaux avaient cessé de manger, et leur maigreur était vraiment extrême : ils n'avaient pour ainsi dire plus que la peau et les os ; les muscles pectoraux avaient en grande partie disparu ; un coq surtout était parvenu à un véritable état squelettique. Chez tous trois, la paralysie était fort grave : ils restaient étendus sans mouvement. Nous leur avons pratiqué le GAVAGE avec une pâtée composée de pain bouilli et de peptone. Cette opération fit vraiment merveille, et j'eus le bonheur (je puis bien m'exprimer ainsi) de ramener mes poules, sur le point de succomber, à la vie et à la santé.

Sur les pigeons, l'opération du gavage est plus difficile. Je ne l'ai pas réussie sur le pigeon dont j'ai parlé. J'ai hâté, sinon déterminé, la mort en lui injectant des aliments dans les bronches.

Il existe dans la science une observation, due à M. Leblanc fils, de guérison de la rage chez un jeune chien que l'on continua d'alimenter pendant sa maladie (1).

Expérience XXV.

Inoculation de la rage à un coq. Symptômes graves. Mort imminente. Guérison par le gavage.

20 avril. Un coq marqué G, peu vif, chantant peu et d'une voix grêle, reçoit une inoculation virulente en même temps que trois autres oiseaux (deux coqs et un pigeon), qui eurent une rage bénigne.

Le 24. Plume hérissée et mange assez bien, chante encore.

Les 25-26-27-28-29-30 avril. Rien de spécial.

1er mai. Ne chante plus ; se tient en boule, demi-somnolence.

Les 2-3-4. Symptômes précédents s'accusent.

Le 5. Excision d'une parcelle du cerveau et dilution de cette substance qui est inoculée à plusieurs rats. Ces derniers moururent avec les caractères de la rage.

(1) Dict. des sciences méd., art. Rage, p. 128.

Le 6. Le coq G mange à peine, se tient blotti dans un coin de sa cage, se tient sur les pattes, la tête sous l'aile.

Le 7. Amaigrissement notable, mange peu, n'a que quelques grains dans le jabot, parésie des membres abdominaux.

Le 8. L'animal n'a pas mangé depuis hier, ne se tient plus sur les pattes. Paralysie, somnolence continuelle, maigreur énorme: plus que les plumes et les os, l'os du brechet fait saillie comme une lame de couteau. Cet oiseau n'avait pour ainsi dire plus de poids. *Gavage* à l'aide de l'entonnoir (grains, pain bouilli, et une cuillerée à bouche de peptone liquide, 250 gr. en trois fois, matin, midi, soir).

Le 9. Pas de mieux. L'animal tient son bec contre le sol, les paupières à demi-fermées, il est couché sur le côté, paraît n'avoir qu'un peu de souffle, la respiration est à peine perceptible, mêmes rations qu'hier *en gavage*.

Le 10. Même état. Le jabot se vide lentement, cependant le gavage est bien supporté. La somnolence semble diminuer ; mêmes rations.

Le 11. Mieux sensible ; si on l'excite, l'animal tente de se lever, il commence à redresser la tête. Quand on le prend pour le poser à terre, il se laisse tomber d'abord, puis marche un peu en hésitant; beaucoup moins de somnolence : gavage.

Le 12. L'animal se tient encore mal sur ses pattes, mais il est plus vif, il commence à caqueter quand on veut le prendre; au moment de le gaver, on s'aperçoit que son jabot est plein de grains : il a mangé seul; suppression du gavage.

Le 13. Se tient encore mal sur les pattes, mais il mange et chante.

Le 16. Encore un peu d'embarras dans la marche. Mange bien.

1er juin. Retour à l'état normal. Va de mieux en mieux.

Le 2. La guérison se maintient. L'animal vivrait sans doute encore si le 22 juin (soixante-troisième jour après l'inoculation) on ne lui avait fait subir une opération grave qui amena la mort sur-le-champ.

Expérience XXVI.

Inoculation de la rage à une poule. Symptômes graves. Mort imminente. Guérison par le gavage.

22 mai. Une poule C, bien portante et forte, est inoculée avec du virus rabique provenant d'une autre poule à l'aide de l'aiguille de Pravaz, en même temps que des mammifères qui moururent de la rage (sauf 2 chiens qui survivent aujourd'hui après avoir eu du ma-

laise, de l'inappétence et, l'un des deux, des vomissements pendant plusieurs jours).

8 juin. Excision d'un fragment du cerveau de la poule C et inoculation à un cobaye et à un rat qui meurent avec les symptômes habituels, le rat le 16 et le cobaye le 18 juin.

Le 15. La poule C a un commencement de paralysie.

Pour ne pas prolonger inutilement cette observation, disons que la poule C présenta des symptômes tout aussi graves que le coq D, et même plus graves, car elle eut des convulsions toniques portant sur les membres inférieurs et sur les muscles du cou que l'on était obligé de détordre pour pratiquer le gavage. Ce genre d'alimentation fut continué pendant six jours, au bout desquels l'animal put manger seul. L'amaigrissement, qui était devenu considérable, a disparu, et la guérison ne s'est pas démentie aujourd'hui, deux mois et plus après l'inoculation.

Ces faits m'ont engagé à faire chez les mammifères atteints de rage des essais d'alimentation forcée. Nous n'avons d'illusions ni sur les difficultés ni sur l'efficacité d'un pareil moyen. On ne peut toutefois contester que nos observations sur les poules ne nous obligent à tenter l'expérience. Nous ferons connaître l'issue de ces tentatives, sur lesquelles, nous le dirons encore, nous ne nous faisons aucune illusion.

Cet exposé nous servira de transition pour aborder la troisième partie de ce mémoire, dans laquelle nous résumerons brièvement les recherches thérapeutiques que nous avons faites sur la rage.

TROISIÈME PARTIE.

Recherches thérapeutiques sur la rage.

Le jour où l'on aura trouvé contre la rage un moyen prophylactique certain et facile dans son application, pourra-t-on concevoir l'espérance de voir cette maladie disparaître de sur le globe ?

Pour toute réponse, nous nous contenterons de rappeler ce qui se passe pour la variole qui n'a pas complètement désarmé malgré Jenner.

Il n'est donc pas hors de propos de rechercher encore le remède de la rage.

Nous commencerons (puisque l'occasion s'en présente à nous de nouveau), nous commencerons ce chapitre en rappelant une note présentée en notre nom, par M. le professeur Bouley, à l'Académie des sciences. Les expériences qu'elle renferme serviront de tête de ligne à celles que nous avons entreprises dans le même sens.

« Dans ces derniers temps (disions-nous dans cette note) (1), l'opinion publique s'est émue de prétendues découvertes de spécifiques infaillibles contre la rage. Il appartenait à ceux qui se livrent à l'étude de cette terrible affection de contrôler la vertu de ces agents thérapeutiques et d'assigner

(1) Comptes rendus Acad. des sc., 7 janvier 1884.

à ceux-ci leur véritable valeur à l'aide du seul critérium irréfragable : l'expérimentation.

« Il y a quelques mois, mon cher maître, M. le professeur Bouley, communiquait à l'Académie de médecine un cas de guérison de rage humaine, obtenue par l'administration de la pilocarpine, principe actif du jaborandi, tout en faisant suivre cette communication de réserves commandées par le doute qui planait sur l'authenticité de ce cas de rage.

« Plus récemment c'était l'ail dont on vantait les propriétés antirabiques, véritable exhumation thérapeutique, car dans les vieux manuscrits de *Recettes et secrets* on voit l'ail recommandé au même titre.

« A la suite du compte rendu de ces communications dans le *Recueil de Médecine vétérinaire*, M. Bouley manifestait le désir de voir le sujet s'éclaircir au contact de la véritable pierre de touche en cette matière : j'entends l'expérimentation. Je me suis chargé de cette besogne et voici comment je m'en suis acquitté :

« En ce qui concerne l'ail, mes recherches ont porté sur des rats :

Expérience XXVII.

« Avec une dilution aqueuse de matière cérébrale provenant d'un chien mort de rage furieuse à l'infirmerie de M. Bourrel, vétérinaire à Paris, j'ai pratiqué l'inoculation à neuf rats, suivant la méthode que j'ai exposée dans une Communication du mois de juin dernier.

« Trois de ces rats furent abandonnés à eux-mêmes et les six autres furent soumis, dès le jour même de l'inoculation, à une alimentation se composant d'un mélange d'ail pilé et de viande, le tout intimement mélangé au mortier et dosé de telle sorte que chaque rat mangeait, en moyenne, 4 gr. d'ail par jour. Tous ces animaux moururent du dixième au quinzième jour avec les symptômes ordinaires de la rage chez le rat (agitation, priapisme, fureur, altération du cri, puis trémulation, paraplégie, inappétence et paralysie générale. A l'autopsie : aucune lésion du cerveau appréciable à l'œil nu).

Expérience XXVIII.

« Quatre rats, pesant en moyenne 150 gr., furent soumis pendant un mois à la même alimentation alliacée que les précédents. Au bout d'un mois, ces animaux subirent l'inoculation rabique et l'on continua à leur faire manger de l'ail aux mêmes doses quotidiennes. Ils n'en succombèrent pas moins dans les délais ordinaires avec tous les symptômes pathologiques et anatomiques que nous venons d'énumérer.

« La substance nerveuse de ces rats fut inoculée à plusieurs animaux de la même espèce et l'inoculation fut suivie de rage. Deux chats, inoculés avec cette même matière, succombèrent, l'un au bout de dix jours, l'autre le douzième jour, après avoir présenté les accidents effrayants de la rage furieuse, si bien exposés par M. Bouley dans sa description de cette maladie chez le chat.

« Ainsi donc, dans cette dernière expérience, voilà des animaux qui ont mangé, dans l'espace de quarante jours, une quantité d'ail supérieure à leur propre poids, et cette énorme proportion a été impuissante à empêcher le développement de l'agent morbide dans leur substance. Celle-ci devait cependant en être saturée, car, à l'ouverture des cadavres, on percevait une odeur d'ail très accentuée.

« Un homme de taille moyenne ne pourrait sans doute pas se préserver davantage de la rage, même s'il consommait, à partir du jour où il aurait été mordu, 1 kg. ou 2 kg. d'ail par jour, ce qui me semble impossible malgré le goût que l'on puisse avoir pour ce végétal et le désir que l'on ait de se guérir.

Expérience XXIX.

« Pour juger des effets de la pilocarpine, j'ai injecté chaque jour, en deux fois, à un rat 0 gr. 005, et à un jeune chat 0 gr. 010, de chlorhydrate de cet alcaloïde, après leur avoir inoculé la rage.

« Chez ces deux animaux, chaque injection était suivie de salivation abondante, de diarrhée et de diurèse accompagnées d'une accélération notable de la respiration. Le chat éprouvait, de plus, des vomissements, et le rat, une demi-heure après chaque injection, présentait une opacité lactescente très appréciable des milieux de l'œil. Ce phénomène, qui disparaissait quelques heures après l'effet physiologique du médicament et se reproduisait d'une façon constante, me semble dû à la grande déperdition de liquide provoquée par l'injection.

« Un chat du même âge que le précédent et deux rats servaient de témoins. Tous ces animaux périrent indistinctement avec des symptômes à peu près semblables et non moins caractéristiques. L'inoculation de leur matière nerveuse produisit les mêmes manifestations rabiques chez d'autres sujets d'expérimentation.

« Si l'on s'en tient à ces expériences, qui me semblent réunir les conditions d'une observation rigoureuse, on peut conclure que l'ail et la pilocarpine, administrés même à doses quasi toxiques, ne sauraient efficacement être employés pour combattre la rage. »

En procédant avec la même méthode nous avons expérimenté sur les effets des agents médicamenteux qui suivent :

La strychnine.

L'atropine.

La caféine.

Les bromures et les iodures de potassium et de sodium.

L'acide acétique dilué.

Les vapeurs d'ammoniaque.

Le phosphore.

L'air comprimé.

Les inhalations d'oxygène pur (1).

Les inhalations du même gaz sous pression avec intermittences.

Les inhalations d'un mélange d'oxygène et d'air.

Les inhalations d'air sous une pression de 15 à 20 mm.

Ces recherches sont plus longues à faire qu'à écrire. On ne

(1) Nous nous inspirions dans cette expérience de cette connaissance que le sang des oiseaux est saturé d'oxygène.

se doutera jamais de la somme de travail qu'elles ont nécessitée.

Lorsque nous faisions nos essais sur l'air et l'oxygène comprimés nous avions cru tout d'abord observer de bons effets de ce traitement et nous avons poursuivi nos observations plusieurs jours et même plusieurs nuits de suite, hélas ! est-il besoin de le dire? sans résultat final.

Nous ne nous laisserons cependant décourager par rien au monde et nous sommes fermement résolu de poursuivre nos recherches malgré tous les obstacles.

L'avenir apprendra si notre résolution est téméraire.

CONCLUSIONS.

Il n'y a point de bonne pensée qu'on ne puisse expliquer en une feuille...., a dit Courier (1).

Notre travail en est un exemple, s'il renferme quelque chose de bon, cela peut tenir dans cette page. De nos recherches on peut conclure en effet :

1° L'inoculation de la rage sur le cerveau, imaginée par M. Pasteur, et pour laquelle il emploie la trépanation, peut être faite avec autant de sécurité par la térébration et pour les petits mammifères et les oiseaux, l'aiguille de Pravaz suffit à elle seule ;

2° Cette inoculation paraît donner les mêmes résultats quand elle est pratiquée dans la chambre antérieure de l'œil ;

3° L'hérédité de la rage est encore une question à juger ;

4° Le froid peut servir d'atténuant pour les virus ;

5° Il peut les conserver pendant un temps plus ou moins long ;

6° Le virus de la rage peut se conserver plus d'un mois, par ce procédé, surtout s'il est mis à l'abri de l'air ;

7° Le microbe de la rage est un micrococcus. La dilution de la substance cérébrale le met facilement en évidence, surtout chez les petits mammifères et les oiseaux ;

8° Les oiseaux contractent la rage et guérissent spontanément. On peut parfois surmonter leur résistance par l'abondance du virus. Avec le gavage on parvient dans un certain nombre de cas très graves à les guérir ;

9° Les oiseaux ne contractent pas deux fois la rage ;

(1) Pamphlet des pamphlets.

10° La rage de l'oiseau se transmet non seulement aux mammifères mais aux oiseaux ;

11° En s'acclimatant chez l'oiseau, la rage paraît augmenter de virulence pour celui-ci, et s'atténuer pour les mammifères, surtout pour les chiens ;

12° Il ne faut compter dans le traitement de la rage sur aucun des agents dénommés ci-après : — Ail. — Pilocarpine. — Strychnine. — Atropine. — Caféine. — Bromures et iodures de potassium et de sodium. — Acide acétique. — Ammoniaque. — Phosphore. — Air comprimé. — Oxygène pur ou mélangé d'air, à la pression ordinaire ou avec pression.

13° La polyurie est un symptôme fréquent et qui précède la plupart des autres symptômes chez les animaux inoculés de la rage.

TABLE DES MATIÈRES

Paris. — Typ. de A. Parent, A. Davy, succ., r. Monsieur-le-Prince, 31, et rue Madame, 52.

www.ingramcontent.com/pod-product-compliance
Ingram Content Group UK Ltd.
Pitfield, Milton Keynes, MK11 3LW, UK
UKHW020933180726
13838UKWH00002B/926

9 782329 409542